退化性膝關節炎的真相

暢銷增訂版

自己的膝蓋自己救

終結疼痛 × 自我修復 × 重返活力

膝痛，不是退化的必然，是可以預防和治癒的！

大林慈濟醫院
國際膝關節健康促進中心主任 呂紹睿——著

Whenever something is new,
people say it is not true.
As time goes on and it is proven to be true,
people say it is not important.
As time goes on and it is proven to be important,
people say it is not new anymore!

每當有新事物出現，
人們說它不是真的。
隨著時間的推移，當它被證明是真實的，
人們說它不重要。
隨著時間的推移，當它被證明是重要的，
人們說它不再是新的了！

──伏爾泰（Voltaire），1694～1778，哲學家，法國人

〔目次〕

第2章 「退化性」膝關節炎的原因是摩擦，不是「退化」

第3章 膝關節日常保健與運動須知

膝關節運動與保健盲點

第4章

醫學界的誤解

〔自序〕新發現帶來新希望

一九九五年，在一位農婦退化的膝關節內與隱藏病灶的驚鴻一瞥，開啟了我探索「退化性膝關節炎」真理的決心。這個真理，像是夜空中的一顆晦暗天體，亙古即已存在，兀自閃爍，靜靜等待有緣人的發現。從此，我便踽踽前行，踏上一條人跡罕至的漫漫長路。

記得是一九九九年初春，甫結束瑞士伯恩大學附設醫院的兩週觀摩學習，在開往德國科布倫茲（Koblenz）的火車上，望著窗外野花盛開的原野，腦海中，探索「退化性膝關節炎」的研究主題一一湧現！

回顧當時寫下的十六個主題，以及「內側摩擦現象」的致病機轉草圖，斑剝泛黃的稿紙，猶如投入湖心的石子，激盪出一段又一段回憶與無限感慨。

歷經五年的嚴格檢視與漫長等待，就在去年（二〇二三）春暖花開的五月天，支持我三十年前提出關於「退化性膝關節炎」致病機轉的最後也是最關鍵的一篇論文，終於刊登在醫學領域的重要雜誌上。

「內側皺襞與股骨內髁重複摩擦引起的『內側摩擦現象』，是逐漸破壞膝關節軟骨，導致『膝關節退化』的重要原因。」為了驗證這個二十五年前在巴伐利亞原野奔馳的火車上構思的大膽假說，我們團隊多年來經歷無數的挑戰、挫折與心靈考驗之後，才得以讓十六篇論文全數到齊[1]，據此建構而成的全人、全程治

1 十六篇論文：

(1) Lyu S-R, Hsu C-C, Hung J-P, Chou L-C. Arthroscopic cartilage regeneration facilitating procedure can modify the clinical course of knee osteoarthritis. Journal of Orthopaedic Surgery. 2023;31(2). doi:10.1177/10225536231180331.

(2) Lyu SR, Hsu CC, Hung JP, Chou LC, Chen YR, Lin CW. Arthroscopic cartilage regeneration facilitating procedure: A decompressing arthroplasty for knee osteoarthritis. Medicine (Baltimore). 2022 Sep 30;101(39):e30895. doi: 10.1097/MD.0000000000030895. PMID: 36181017; PMCID: PMC9524980.

(3) Lyu S-R, Hsu C-C, Hung J-P. Medial abrasion syndrome: a neglected cause of persistent pain after knee arthroplasty. J Orthop Surg Res. 2021;16(1).

(4) Tsung-Chiao Wu, Chuan-Hsin Yen, Shaw-Ruey Lyu, Shuo-Suei Hung. Modification in foot pressure and gait pattern after arthroscopic cartilage regeneration pacilitating procedure (ACRFP)l in patients with osteoarthritis of knee. Journal of Mechanics in Medicine and Biology Vol. 19, No. 2 (2019) 1940026.

(5) S.R. Lyu, Knee health promotion option for knee osteoarthritis: a preliminary report of a concept of multidisciplinary management, *Healthy Ageing Research*, 4-34, 2015.

(6) S.R. Lyu, D.S. Liu, C.E. Tseng, H.S. Wang and L.K. Chau, Role of medial abrasion phenomenon in the pathogenesis of knee osteoarthritis, *Medical Hypotheses,* 85(2), 207-211, 2015.

(7) Shaw-Ruey Lyu, Ching-Chih Lee, Chia-Chen Hsu, Medial abrasion syndrome: a neglected cause of knee pain in middle and old age, *Medicine*, 94(16), e736, 2015.

(8) D.S. Liu, Z.W. Zhuang, S.R. Lyu. Relationship between medial plica and medial femoral condyle—a three-dimensional dynamic finite element model. *Clinical Biomechanics*. Volume 28, Issues 9–10, November–December 2013, Pages 1000–1005.

(9) Chih-Chang Yang, Cheng-Yu Lin, Hwai-Shi Wang, Shaw-Ruey Lyu, Matrix Metalloproteases and Tissue Inhibitors of Metalloproteinases in Medial Plica and Pannus-like Tissue Contribute to Knee Osteoarthritis Progression. *PLoS ONE* 8(11): e79662. doi:10.1371/journal.pone.0079662.

(10) Shaw-Ruey Lyu, Chia-Chen Hsu and Chih-Wen Lin, Arthroscopic cartilage regeneration facilitating procedure for osteoarthritic knee. *BMC Musculoskeletal Disorders* 2012, 13:226, http://www.biomedcentral.com/1471-2474/13/226.

(11) Wang, H. S., Kuo, P. Y., Yang, C. C., & Lyu, S. R. (2011). Matrix metalloprotease-3 expression in medial plica and pannus-like tissue in knees from patients with medial compartment osteoarthritis. *Histopathology*, 2011, 58(4), 593-600.

(12) Lyu SR, Chiang JK, and Tseng CE, Medial plica in patients with knee osteoarthritis: a histomorphological study, *Knee surgery, sports traumatology, arthroscopy: official journal of the ESSKA*, 2010,18(6):769-76.

(13) Shaw-Ruey Lyu, Arthroscopic medial release for medial compartment osteoarthritis of the knee, *J Bone Joint Surg Br,* September, 2008, Vol 90-B, issue 9, Pages 1186-1192.

(14) Shaw-Ruey Lyu, Relationship of medial plica and medial femoral condyle during flexion. *Clinical Biomechanics*, 2007, Volume 22, Issue 9, Pages 1013-1016.

(15) Shaw-Ruey Lyu, Jeh-En Tzeng, Chia-Yuan Kuo, Ai-Ru Jian, De-Shin Liu Mechanical strength of mediopatellar plica-The influence of its fiber content *Clinical Biomechanics*, Volume 21, Issue 8, October 2006, Pages 860-863.

(16) Lyu SR, Hsu CC, Medial plicae and degeneration of the medial femoral condyle. *Arthroscopy*. 2006 Jan;22(1):17-26.

療方案——「膝關節健康促進方案（Knee Health Promotion Option，簡稱 KHPO 1.0）」——現在更因為加入了最先進的醫療生技技術——「細胞治療」，進一步優化成為「膝關節健康促進方案2.0」（KHPO 2.0，進階膝軟骨再生療程）。

看似簡單的理論，已逐漸改變許多治療「退化性膝關節炎」的現況：

* 「退化性膝關節炎」是一個含糊、籠統且不負責任的病名，從根本上誤導大眾以為：此病是自然老化的現象，無法治癒只能拖延。
* 被誤認為「退化」、「老化」的軟骨是無辜的，事實上，它是被「破壞」的！只要及時找到原因，「退化」的軟骨是有機會「再生」的。
* 「退化性膝關節炎」關節軟骨逐漸崩壞的過程，過去醫界無法理解，現在已經可以用「內側摩擦現象」完整解釋。
* 過去醫界無法解釋「退化性膝關節炎」的各種臨床症狀，也可以用「內側摩擦現象」引發的「內側摩擦症候群」做完整解釋。

＊對於中老年（四十歲以上）因為膝痛求診的病患，醫師應將最常見、可加以治療的「內側摩擦症候群」納入鑑別診斷，以免延誤病情。

＊「退化性膝關節炎」不再是無法醫治的病痛，只要能在早期確定診斷出是「內側摩擦現象」引發的「內側摩擦症候群」，就有治癒的機會。

＊大部分因膝痛、膝關節緊繃、腫脹、行動困難，而被診斷為「退化性膝關節炎」的病患，其實是罹患了「內側摩擦現象」引發的「內側摩擦症候群」，可經由「膝關節健康促進方案」得到確實的治療。

＊若能改變錯誤的行為模式，減少「內側摩擦現象」，自己的膝蓋真的可以自己救！

在這漸趨紛擾的社會，灰色地帶往往為逐利者帶來無限的想像空間，「退化性膝關節炎」的各種治療方法不斷推陳出新，混淆視聽。花錢事小，因此而延誤病情，就得不償失了！

二〇一一年德國波鴻（Bochum）大學針對病患及醫師就「退化性膝關節炎」及其治療的看法發表了一篇質性研究，在深度訪談八十一位病患及二十九位醫師（包括家庭醫學科、風濕免疫科、骨科、另類治療師）後，發現醫病雙方不但對這個問題認知模糊，就連病患的需求以及醫師所能提供的醫療救助也有極大落差。十餘年後的今天，情況依舊：

◆ **病患的看法及感受：**

1. 身心症狀並未受到重視，醫師似乎只對膝關節感興趣而非病人。
2. 就診過程沒有足夠的時間，也沒有得到充分的諮詢及資訊。
3. 被告知「退化」的過程會隨年齡增長逐漸惡化，不會因為治療好轉。
4. 對被告知無法治癒的各種治療方式失去信心，轉而求助另類療法。
5. 想到膝關節退化日後對身體功能及日常生活的影響，會感到無助害怕。

◆醫師的看法及感受：

1. 這是自然老化的過程，嚴格來說，不能算是疾病。
2. 在置換人工關節之前，醫師唯一能為病患做的只有緩解疼痛症狀。
3. 如果這種藥無效，就換另一種試試（消炎止痛藥或營養製劑），消極的拖延、應付，似乎是必要的無奈。
4. 即便進行了精確無瑕的人工關節置換手術，仍有高達三十％至四十％的病患不盡滿意。
5. 期待早日找到病因和明確的指引或治療方式，方可確實幫助病人。

筆者從事「退化性膝關節炎」單一疾病的診治工作已將近三十年，親身體驗這些實際存在於病患與醫師間的鴻溝以及對於「退化性膝關節炎」的迷思所造成的諸多不良影響。本書於二〇一六年出版，發行迄今八年多，論述的新觀念雖曾引發不小迴響，讓人憂心的是：隨著醫療的商業化和網路推播的普及化，這些不良影響並未因為本書的出版以及相關推廣活動而有所改變。

每每在手術室裡看著病人不同病程階段、不同磨損程度的膝關節軟骨，尤其是已經拖延到必須置換人工關節者，心中的惋惜和感慨簡直比手中的電動骨鋸還要沉重。心想：要是早一點知道ＫＨＰＯ，許多必須接受「精準人工關節置換」的病人，病情或許不會惡化至此；要是早一點知道ＫＨＰＯ，還能接受「關節鏡軟骨再生促進手術」的病人，就有更多讓軟骨再生的機會；要是早一點知道ＫＨＰＯ，就連膝關節健康的人也可以用「智慧護膝保健」來自我預防了！就這樣，「要是早一點知道ＫＨＰＯ」這句話，已成了我心頭的緊箍咒，不斷催促著我：ＫＨＰＯ的推廣工作不能再蹉跎了！

在遇到被傳統觀念的迷思延誤病情的病患時，除了感嘆「先生緣，主人福」之外；我能做的，就是絞盡腦汁、竭盡所能，利用各種管道傳播新知。「膝關節健康促進方案（KHPO 1.0）」、「自己的膝蓋自己救」、「護膝３３３、健康真簡單」、「膝關節健康促進方案（KHPO 2.0）」………這些淺顯易懂的名稱也就因此而生。內心期待的是，讓這個早已不是新知的發現，能廣為傳達，造福更多需要的人。

有願最美，迷思並非無法破除、隔閡也能彌補！只要醫師能開放心胸接受新觀念並付出更多愛心，病患能夠在就醫前多用心充實醫學知識，許多原本可以避免的誤會就不至於發生。醫師與病人攜手一起面對共同的敵人——「退化性膝關節炎」，就能規劃出最佳的治療決策。這也是我著手增編這本書的初衷。

第1章

關於「退化性」膝關節炎的十六大迷思

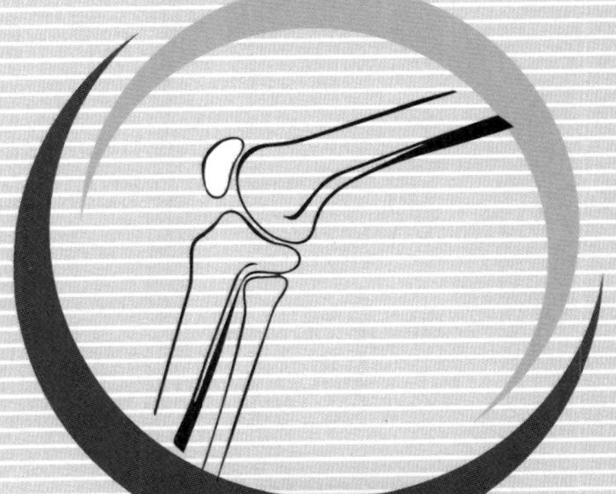

「退化性膝關節炎」，是一種好發於四、五十歲以上中老年人的關節疾病，症狀是膝蓋會感到深層的抽痛或割裂痛；在彎曲膝蓋、久坐後起身、或突然改變姿勢時，有時會聽到清脆的彈撥聲或摩擦聲；甚至會感到膝關節突然無法使力，或是在某些姿勢感覺被鎖住；嚴重者會逐漸變形，慢慢喪失功能。

這疾病，學名為「骨性膝關節炎」（Knee Osteoarthritis），「退化性膝關節炎」是從 Degenerative Knee Arthritis 直譯而來，也因此誤導大眾，以為是老化造成膝關節「退化」。實際上，如同保養牙齒般妥善護理並正確使用，膝關節可長久保持健康，到老都不會退化。

根據本研究團隊的深入探討，所謂的「退化性膝關節炎」，實際上並非「退化」造成。因此，本書在提及「退化性」膝關節炎時，會特意用引號標示「退化性」一詞，旨在提醒讀者這一廣泛存在的誤解。

以下，讓我們先來一起探討關於「退化性」膝關節炎的十六個常見迷思：

迷思一　「退化性」膝關節炎是人體的自然「退化」過程?!

【正解】

如前所述，由於國內長期將骨性膝關節炎稱為「退化性」膝關節炎，人們容易將病因歸咎於「退化」或「老化」。關於「骨性膝關節炎」的成因，僅約十%是已知的，被歸類為「續發性」，例如：外傷導致膝關節內部結構（包括骨頭、軟骨、十字韌帶及半月軟骨）受損、下肢骨折後癒合不當、各種關節炎（如類風濕、痛風、細菌感染）造成軟骨損壞。其他高達九十%的病例原因不明，被歸類為「原發性」，只因流行病學統計發現與年齡相關，就被視為是自然老化現象。

自然老化的說法，反證很多。例如：並非每位老年人都有膝關節「退化」的問題；同一個人的不同關節「退化」程度亦不盡相同，如肩關節與踝關節通常較少出現「退化」現象；甚至在同一個膝關節內，不同部位的「退化」程度也有所差異（圖1-1）！這些事實使人質疑將其單純歸咎於自然老化的說法。

因此，膝關節「退化」與年齡並無直接關係，任何破壞軟骨的因素，日積月累，當然會呈現隨著年齡逐漸嚴重的現象，並非軟骨組織或是膝關節自然「老化」、「退化」。

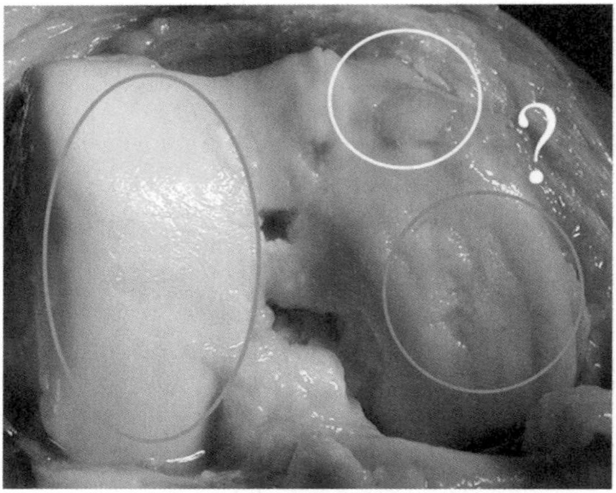

圖 1-1　在進行膝關節置換手術時觀察到，相同年齡，右側軟骨已經「退化」，而左側軟骨卻保持完好無損。

迷思二 年輕人不會罹患「退化性」膝關節炎?!

【正解】

任何疾病的形成都經過四個階段：醞釀期、臨床前期、臨床期、殘障期。對於因膝痛看診的病患，臨床醫師一般慣用X光片做診斷，然而X光片只是一種間接的診斷方式，無法直接看到早期的軟骨變化。「退化性」膝關節炎的軟骨破壞通常要到中年以後才會顯現在X光片上。

因此，為了不明原因膝痛尋求治療的民眾，同樣的問題，年輕朋友較傾向會被告知與運動傷害相關的診斷（如：肌腱炎、半月軟骨受損、十字韌帶受損、髕骨外偏等）。四十歲以上的中年朋友卻會因為X光片上多少已有軟骨磨損的現象，幾乎都會被告知膝關節已經開始「退化」了。到了老年，多半已進入「殘障期」，早已錯過仍有機會治癒的階段了。

如迷思一所述，膝關節「退化」與年齡的關係並不是直接的，軟骨的破壞是從年輕就開始的，日積月累，發病（臨床期）的年齡，與膝關節不當使用的強度以及頻率有關，因此，年輕人還是會因為膝關節使用不當，而得到「退化性」膝關節炎。同樣的膝痛問題，在不同階段尋求醫療，可能會得到不同的診斷，也可能因此而錯失了治癒機會。

迷思三 膝關節「退化」是不可逆的?!

【正解】

這是傳統的觀念，很不幸的也是目前的主流觀念，長期以來左右著有關病因探討以及治療方式的研發方向。倘若認為「膝關節會隨年齡自然老化」、「軟骨一旦破壞，就無法再生」，當然就會產生這樣的結論。膝關節「退化」的原因，亙古即已存在且並未改變，只是尚未被發現或認同罷了。根據筆者多年來的臨床經驗，膝關節的「退化」不但不是「退化」，甚至是可以逆轉的！

迷思四 膝關節軟骨不會再生?!

【正解】

筆者行醫三十餘年，直接或間接見證患者膝關節軟骨再生的證據無數（圖1-2），深信只要能改善膝關節的內部環境，軟骨絕對有自我修復進而再生的能力。

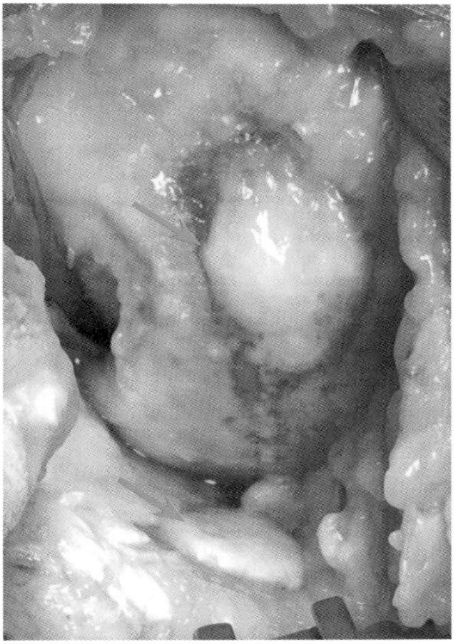

圖 1-2 展示了一個驚人的現象：即便是嚴重「退化」的膝關節，也能夠長出新生軟骨（如箭頭所示）。

如同人體身上的各種組織，軟骨平時是處於破壞與生成持續進行的代謝平衡狀態。雖然主流醫界至今仍認為關節軟骨沒有或僅有低再生能力，但也有學者觀察孕婦生產前後及外傷後的病人，發現關節軟骨在胎兒、產後新生兒或人體受傷後，確實有明顯的增生及復原能力（Onyekwelu I, 2009）[1]。

早在二〇〇二年（Kanamiya T）[2]及二〇〇三年（Koshino T）[3]，就有學者們從各種不同膝關節炎矯正案例的研究中，觀察到關節軟骨有能力再生的直接或間接證據。二〇〇六年，Aigner[4]等人進一步指出，關節軟骨顯現的低代謝轉換，混雜了高度併行的「合成」與「分解」兩種代謝途徑，此一觀點跟傳統認為關節軟骨的代謝近乎停滯的刻板印象大不相同。

關節透明軟骨是否具備再生能力？現代醫界雖仍無一致看法，一般認為，只要找出關節軟骨如何維持合成代謝、分解代謝平衡的因素，就能解開軟骨修復與「退化」的生物學關鍵，當然這也是當前研究「退化性」膝關節炎最重要的課題。

本書將闡述我們針對「內側摩擦現象」所做的一系列基礎研究和長期臨床觀察，證實它不僅是原發性「退化性」膝關節炎被忽略的重要原因；它引起的「內側摩擦症候群」，也能解釋大部分已知的「退化性」膝關節炎的症狀、表徵和風險因素。「內側摩擦現象」伴隨著其他不良因素，如外側壓迫症候群、局部滑膜炎、軟骨或半月板碎片等，就會威脅到關節軟骨的正常代謝平衡，導致膝關節持續「退化」。「膝關節健康促進方案」就是源於這樣的發現開發出來的。

---

1 Onyekwelu I, Goldring MB, Hidaka C. Chondrogenesis, joint formation, and articular cartilage regeneration. J Cell Biochem 2009;107-3:383-92.

2 Kanamiya T, Naito M, Hara M, Yoshimura I. The influences of biomechanical factors on cartilage regeneration after high tibial osteotomy for knees with medial compartment osteoarthritis: clinical and arthroscopic observations. Arthroscopy 2002;18-7:725-9.

3 Koshino T, Wada S, Ara Y, Saito T. Regeneration of degenerated articular cartilage after high tibial valgus osteotomy for medial compartmental osteoarthritis of the knee. Knee 2003;10-3:229-36.

4 Aigner T, Soeder S, Haag J. IL-1beta and BMPs--interactive players of cartilage matrix degradation and regeneration. Eur Cell Mater 2006;12:49-56.

若能及時啟動「膝關節健康促進方案」的全面照顧，並在適當時機進行「關節鏡軟骨再生促進手術」（Arthroscopic Cartilage Regeneration Facilitating Procedure, ACRFP）去除膝關節內的有害因素，再確實進行「術後軟骨再生促進療法」（Post-operative Cartilage Regeneration Facilitating Modalities, PCRFM），關節軟骨將有機會恢復其自然的修復能力，讓「退化」的膝關節逐漸「再生」。我們的臨床追蹤研究發現，大多數接受「膝關節健康促進方案」的患者都感到滿意，客觀的放射線影像評估也顯示，只要能徹底去除膝關節內的分解代謝因素，就有可能使受損軟骨的合成代謝途徑轉為主導，開啟再生的序幕。

迷思五 運動會加速膝關節「退化」?!

【正解】

關於運動方面的膝關節保健，存在許多源於錯誤觀念的迷思，常見的疑問包括跑步或跳躍是否傷害膝關節？事實上，我們的軟骨如同骨頭，是必須承受壓力的組織，適當的鍛鍊和刺激能使它更健康。科學研究顯示，鐵人三項選手的軟骨量在年老時比一般人還多，證實人類自然活動必須的走路和跑步並不會對膝關節軟骨造成傷害。經過千萬年的演化，我們的膝關節已高度適應了這類活動。

我們的研究發現，只有在膝蓋彎曲角度超過五、六十度時，才會因為摩擦對軟骨造成損害。彎曲在三十度以內的活動，如走路和跑步，軟骨不會受損。這進一步證明跑步傷害膝蓋的觀點實為迷思，相反的，適度的跑步或健走能夠強化肌肉，提升膝關節的穩定性，對老年人而言，走路是極佳的選擇，不僅安全，還能有效增強心肺功能和提高骨質密度。

對於常被推薦的游泳，要注意需要重複彎曲膝蓋的蛙泳，動作的正確性很重要，緩慢屈膝可以減輕對膝蓋的傷害。至於登山，更需謹慎進行，若能把握正確的原則，如保持膝關節適當的彎曲，注意緩慢屈膝，也是可行的運動。

適當的運動不僅不會傷害膝關節，反而對身體健康有莫大的益處。然而，過度或不當的運動，如高頻次的蹲跪和屈伸動作，會增加關節內部摩擦，加速軟骨磨損。結論是：要選擇合適的運動類型並注意正確的運動姿勢，才不致於傷害到膝蓋。

迷思六　女性因為賀爾蒙變化容易罹患「退化性」膝關節炎?!

【正解】

有些流行病學家觀察到，停經後的女性有較高的「退化性」膝關節炎罹患率，於是以老鼠的軟骨設計相關試驗，發現女性賀爾蒙對軟骨有抗發炎的保護作用，因此認為膝關節「退化」與女性賀爾蒙有關。

部分學者因此主張對停經後的女性施以賀爾蒙補充療法，然而，相關的治療結果，混亂而充滿矛盾，實難讓人信服。

舉例來說：最近有一項針對一百三十萬名中年婦女的研究，想探究她們的賀爾蒙以及生育相關因素是否與接受膝關節置換的比率有關，結果結論皆與「女性賀爾蒙對軟骨有抗發炎的保護作用」的說法相矛盾：

* 在十一歲之前就有初經的女性置換膝關節的比率增加九十五%。
* 每多生一個小孩，置換膝關節的比率增加八%。
* 使用避孕藥與膝關節「退化」無相關性。
* 中年停經後使用女性賀爾蒙補充療法增加五十八%置換膝關節的比率。

迷思七　膝關節「退化」與骨質疏鬆（缺乏鈣質）有關?!

【正解】

「退化性」膝關節炎與骨質疏鬆症（Osteoporosis）常被混為一談。

前者是膝關節軟骨持續破壞造成整個關節的疾病，關節內覆蓋在兩端骨頭表面，原本平滑的軟骨逐漸破壞、變薄，引起膝關節因發炎而腫脹疼痛、僵硬，變形，逐漸失去活動能力。

後者則是骨骼本身的質與量逐漸流失的疾病，無聲無息，直到不堪外力作用產生骨折，才表現出疼痛、嚴重影響活動的症狀。因此骨質疏鬆並不會導致關節軟骨發炎或是破損，兩者並無直接關係。

迷思八 葡萄糖胺、軟骨素等可以減緩膝關節的「退化」?!

【正解】

二、三十年來，在商場上屹立不搖的葡萄糖胺（Glucosamine）等相關產品引發很多有趣的社會現象：相關單位在藥品與營養補充製劑歸類上的舉棋不定、醫師面對它的複雜心理、民眾對用與不用的疑惑、相關製劑在國內如火如荼的廣告戰、在大賣場所見成堆促銷的產品、子女購回以表孝心後的心安……不一而足。更有甚者，有些保健文宣刻意強調三十五歲的年輕女性為好發族群，高度建議提早使用這些關節軟骨營養補充製劑。

事實上，在葡萄糖胺對「退化性」膝關節炎治療成效方面，有幾篇可信度相當高的研究報告：第一篇是刊登在美國《家庭醫師》雜誌的綜論性文章[5]，作者提到，葡萄糖胺是美國使用最多的營養補充製劑之一，目前雖然沒有證據顯示它能減緩或阻止關節「退化」，但也沒有嚴重副作用的報告。因此，在國家衛生研究院（NIH）主導之大型研究計畫[6]的結果出爐前，醫師並沒有理由反對它的使用。較適合的原則是：讓病人嘗試服用兩個月，之後由病人自己決定是否繼續使用，醫師的責任是觀察治療效果及是否有不良反應發生。

5 Am Fam Physician. 2008 Aug 15;78(4): 471-6. Glucosamine. 作者為美國紐約 Beth Israel Center for Health and Healing 的家庭醫學科教授。

6 The Glucosamine/Chondroitin Arthritis Intervention Trial.

沒想到，NIH大型研究計畫的第一篇報告[7]兩個月後就出爐了，結果竟是：無法證明接受葡萄糖胺、軟骨素以及非類固醇抗發炎製劑等治療方式，能減緩膝關節的「退化」。

這篇由美國猶他州鹽湖城的猶他州立大學醫學院主導，並與九家醫學中心合作的NIH報告，揭露了葡萄糖胺臨床使用療效的重要研究結果。研究團隊針對五百七十二位罹患第二或第三期「退化性」膝關節炎的病患進行隨機分組，分為五組，評估不同治療方法的效果：第一組每日服用一千五百毫克葡萄糖胺（Glucosamine）；第二組每日服用一千二百毫克軟骨素（Chondroitin）；第三組合併服用上述兩種製劑；第四組每日服用二百毫克非類固醇抗發炎製劑（Celebrex）；第五組則使用安慰劑（Placebo）作為對照。

治療滿兩年後，研究團隊比較了治療前後關節腔間隙的變化情況，結果：對照組（第五組）的關節腔間隙平均減少了〇．一六六毫米；但相對地，並沒有任何一個治療組顯示出比對照組更佳的效果。換句話說，針對中度「退化」的膝關節，沒有證據證明，經過兩年的各類治療能減緩關節「退化」的進程。

兩年後，同一系列的另一篇報告也出爐了[8]，這次是針對六百六十二位病患，同樣隨機分成如上所述的五組，比較治療滿兩年後，治療前及治療後的疼痛及功能改善程度。結果發現，與使用安慰劑的第五組比較，前四組都沒有統計學上有意義的療效。

同年，瑞士伯恩大學發表另一篇結論類似的報告[9]，在分析三千八百〇三名病患後，研究發現葡萄糖胺、軟骨素，或其組合製劑與安慰劑相比，在緩解關節

---

7 Arthritis Rheum. 2008 Oct;58(10):3183-91. The effect of glucosamine and/or chondroitin sulfate on the progression of knee osteoarthritis: a report from the glucosamine/chondroitin arthritis intervention trial.

8 Ann Rheum Dis. 2010 Aug; 69(8): 1459-64. Clinical efficacy and safety of glucosamine, chondroitin sulphate, their combination, celecoxib or placebo taken to treat osteoarthritis of the knee: 2-year results from GAIT.

9 BMJ. 2010 Sep 16;341, Effects of glucosamine, chondroitin, or placebo in patients with osteoarthritis of hip or knee: network meta-analysis.

疼痛及軟骨增生方面，並未顯示出統計學上具有意義的治療效果。因此，建議醫療專業人員與醫療保險提供者，應停止使用或補助此類治療。

其實，葡萄糖胺及相關口服營養補充製劑（如軟骨素）對「退化性」膝關節炎的治療效果，除了傳統「吃啥補啥」（圖1-3）的心理作用外，主要是這些產品具有類似消炎止痛藥物的速效，可抗發炎以緩解疼痛症狀，能在短短幾天就讓

軟骨的構造及功能

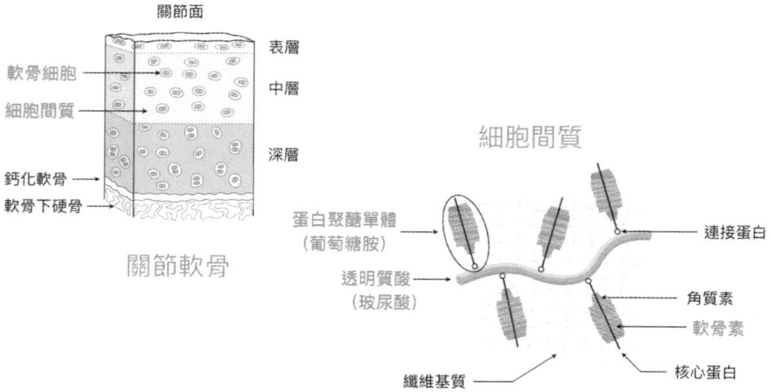

圖 1-3　揭示了軟骨的關鍵成分：葡萄糖胺、軟骨素、以及玻尿酸，它們共同構成了軟骨的基質。

使用者感受到有「疼痛減緩」的效果。不過，迄今仍無足可採信的研究報告證實長期服用這些營養補充製劑，能改變膝關節持續「退化」的自然病程。

迷思九　富含膠質的食物或食品能緩解關節不適?!

【正解】

許多人相信「吃什麼補什麼」的觀念，認為食用富含膠質的食物（如豬腳、雞爪和魚皮）可以直接促進膝蓋或其他關節的健康。然而，這種說法並沒有確切的科學證據。當我們食用這些富含膠質的食物時，膠質在消化系統中會被分解成氨基酸，隨後被身體廣泛地吸收和利用，而不是單獨被運送到特定的關節（如膝蓋）裡面。

雖然有研究支持膠原蛋白補充品可能對關節健康有益，這種效益主要是由於氨基酸在身體內經過自然代謝和利用過程後，間接對關節健康提供了幫助。若要維護關節健康，單純依賴特定食物是不夠的，建議採取自然均衡的飲食方式，攝取豐富多樣的營養素，而不是僅僅專注於富含膠質的食物。透過均衡飲食，讓身體獲得維持關節和整體健康所需的所有營養素。

迷思十　中醫或民間療法能有效治療「退化性」膝關節炎?!

【正解】

儘管某些中藥和民間療法在緩解膝關節炎的症狀方面提供了一定的輔助作用，但無法從根本治癒「退化性」膝關節炎。依賴未經證實的治療方法，不僅可能忽略更有效的治療選項，還會延誤治療時機。建議患者應與醫療專業人員共同商討有科學證據的治療方式，再根據個別情況制定合理的治療計劃。

迷思十一 服用消炎止痛藥可以治療「退化性」膝關節炎?!

【正解】

遇到膝關節疼痛時，多數人傾向尋求快速舒緩的方法，服用消炎止痛藥因此成為最常被使用的醫師處方。要注意的是，吃了這些藥雖然能暫時減輕疼痛，但無法根除病因。疼痛是身體器官發生問題的警訊，我們不應僅僅透過止痛藥物「移除」這個警訊，反而是要重視疼痛的根本原因。

使用消炎止痛藥治療「退化性」膝關節炎，是源自於醫界認為這是無法根治的「退化」現象而採用的消極作為，如若瞭解病因，醫師當然就不會也不該長期讓膝痛的病患服用這類藥物了。相信讀者在看完這本書後，自然就能破除這項迷思了！

迷思十二 注射玻尿酸等潤滑劑可以讓膝關節不繼續「退化」?!

【正解】

近年來也很盛行在關節腔注射玻尿酸（hyal- 原意是：像玻璃一樣光亮透明的），以治療「退化性」膝關節炎。玻尿酸是大眾較為熟知的錯誤譯名，正確名稱是透明質酸，它是關節滑液及軟骨的主要成分之一（圖1-3），具有特殊生物活性，能攜帶五百倍以上的水分，保水性佳，更具有無毒、低免疫反應、高生物相容、生物可分解以及人體可吸收等特性，早就被廣泛使用在各醫學領域，如：促進傷口癒合、眼睛手術、外科手術防黏劑、美容醫學的皺紋填補、臉部組織的調整等。臨床上所使用的，有由新鮮雞冠提煉精製而成，也有人工合成的。

透明質酸注射至膝關節腔內的作用，就像替生鏽的齒輪加上潤滑油，它可覆蓋於軟骨表面保護軟骨，增加潤滑度，避免關節攣縮，進而增進關節活動範圍，改善日常生活品質，更可減少軟骨持續磨損，延緩置換人工關節的時間。近年來，諸多由藥商贊助的臨床實驗肯定它的卓越療效，病患也因此趨之若鶩。

不過，最近丹麥哥本哈根大學老人及免疫風濕科的醫療團隊，在《斯堪地那維亞免疫風濕學》雜誌[10]，發表一篇較客觀的研究報告，值得參考。結論是：在關節腔注射透明質酸或生理食鹽水，結果是差不多的。

這個醫療團隊設計了一個嚴謹的臨床試驗，他們以雙盲隨機方式將二百五十一位嚴重程度相當的「退化性」膝關節炎患者分成三組，每週施打下列不同製劑，四週共施打四劑：第一組：透明質酸注射劑二毫升（Sodium Hyaluronate）；第二組：生理食鹽水二十毫升（擴張關節腔，有舒緩症狀的效果）；第三組：生理食鹽水二毫升（對照組）。治療後，持續觀察二十六週。

---

10 Scand J Rheumatol. 2008 Mar-Apr;37(2):142-50, Intra-articular sodium hyaluronate 2 mL versus physiological saline 20 mL versus physiological saline 2 mL for painful knee osteoarthritis: a randomized clinical trial.

結果顯示：無論在疼痛的減輕、功能的改善、止痛藥的使用情形，各組治療方式都沒有統計學上的差異。在客觀的疼痛程度計分（Visual Analogue Scale, VAS）以及詳細的膝蓋損傷及「退化性」膝關節炎追蹤量表（Knee Injury and Osteoarthritis Outcome Score, KOOS）計分方面，三組均有相同的改善程度，這間接證明：關節腔注射劑有類似安慰劑的效果。症狀治療的短期效果是如此，長期使用又是如何呢？可否減緩甚至扭轉關節「退化」呢？可惜，到目前為止，仍無足以採信的相關報告！

關節腔注射劑的研究報告，近年來有如雨後春筍充斥學界，讓人眼花撩亂，臨床醫師無論正反兩方，都可找到足夠的佐證支持其是否執行關節腔注射的醫療行為。

二〇一三年九月，有一篇有趣而發人深省的系統性回顧整理的論文[11]。作者檢視了四十八篇使用透明質酸注射劑治療「退化性」膝關節炎的系統性回顧報告，這些研究都是採用前瞻性、隨機分配、以安慰劑為對照組的臨床試驗。針對它們對治療效果所下的結論，是否與該研究有得到製造商的支持做相關性分析，其中三十篇（六十二．五％）研究聲明是由製造商支持的，只有三篇（六．二五％）聲明與製造商無關，另十五篇（三十一．二五％）未表明研究經費來源。

結果發現，三十篇由製造商支持的研究結果，都支持透明質酸注射劑的療效，其他十八篇未表明與製造商有利益衝突的研究中，有十一篇認為透明質酸注射劑的療效並不比安慰劑好。真是頗值玩味的結論！

前來我們關節中心尋求進一步治療的慢性膝痛病患，經仔細詢問，十之八九曾接受過關節腔注射透明質酸的療程，評價好壞參半（與安慰劑差不多），以其高成本來看，若只能得到短暫的安慰劑療效，確實應三思而行！若使用不當（未順利注入關節腔）或關節滑液囊對透明質酸產生過敏發炎反應，反而使疼痛加

11 Conflict of interest in the assessment of hyaluronic acid injections for osteoarthritis of the knee: an updated systematic review. J Arthroplasty. 2013 Sep; 28(8 Suppl):30-33.

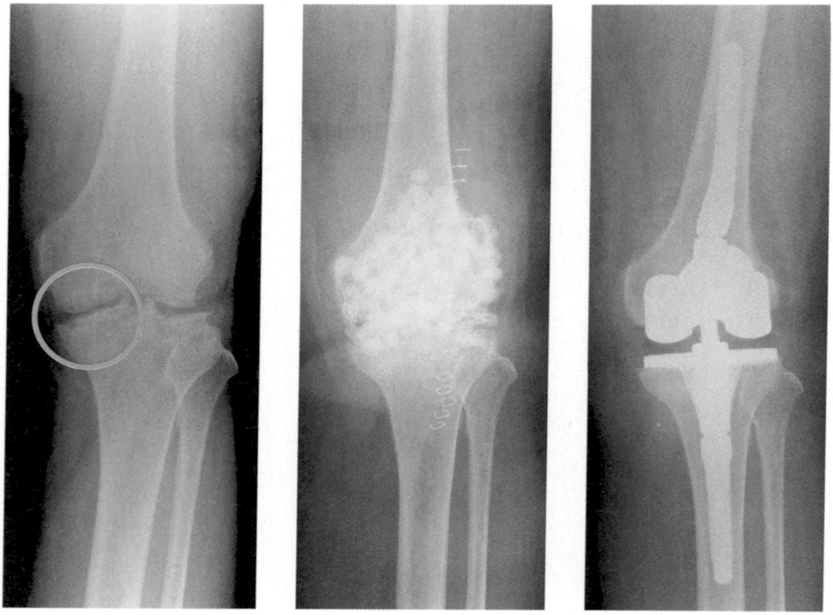

細菌破壞軟骨　　以抗生素治療感染　　置換人工關節後

圖 1-4　揭露了一個嚴峻的後果：因重複注射玻尿酸而引起的細菌感染，對軟骨造成了嚴重損害，最終只能透過人工關節置換手術來恢復功能。

劇，甚至導致關節滑液囊因重複發炎而逐漸變厚、失去彈性，偶而也會碰到因侵入性細菌感染而必須接受重複清創手術、提早置換人工關節的病例（圖1-4），得不償失！

迷思十三 血小板濃縮製劑可以治療「退化性」膝關節炎?!

【正解】

繼玻尿酸製劑之後，抽取病患本身的血液，經過離心處理後，將分離出來的血小板濃縮液（Platelet-Rich Plasma，以下簡稱PRP）注射至關節腔，由於含有較高濃度的生長因子，被認為有促進人體組織修復及再生的功效。這種治療「退化性」膝關節炎的做法，在一些社會名人現身說法的加持下，成為熱門的選項。

但目前仍然沒有足夠證據顯示PRP對「退化性」膝關節炎有長期的治療效果，更沒有客觀證據顯示它能讓「退化性」膝關節炎患部的軟骨增生！近幾年，一些臨床試驗的結果陸續出現，相關論文已有數十篇，不過，這些研究因追蹤時間過短（半年至一年）、沒有對照組、只以病患的主觀感受評估治療效果、缺少影像或組織切片的客觀證據，研究結果備受質疑。

若瞭解本書第二章論述的致病機轉，就可以清楚明白，導致這些臨床研究得不到預期結果的主要原由是：研究人員並不知道也沒有先移除造成膝關節「退化」的原因！結果當然只有暫時的消炎止痛效果，沒有確實的長期療效。

由於血小板濃縮液的使用漸趨浮濫，衛福部已出面釐清亂象：PRP的效果尚無定論，醫療院所不得宣稱PRP具有療效[12]。

近年來，因「退化性」膝關節炎前來本中心就診的病友，接受過PRP治療的比率已超過七成，都會區更為明顯。

注射PRP如同注射玻尿酸，只有暫時的消炎止痛效果，並非治本，卻有以下隱憂：

＊暫時性的止痛使患者誤認為狀況已有改善，因此繼續使用，導致膝關節失去其自然保護機制，加速損壞並延誤治療契機。

＊正確的注射方式應將藥物準確打入關節腔內，這樣的操作通常不會引起疼痛。如果注射後疼痛反而在數天內加劇，則需懷疑藥物可能未正確注入關節腔。長期重複不精確的注射可能導致關節囊和周圍軟組織纖維化，從而增加軟骨間的靜態壓力，加速軟骨「退化」，也會增加進行「關節鏡軟骨再生促進手術」的困難度。若不幸感染細菌，關節可能會嚴重受損，甚至連關節置換手術都無法恢復其正常功能。

12 衛福部一〇四年七月六日衛福部醫字第 1041663683 號函ＰＲＰ非屬細胞治療範疇，於臨床上醫師使用ＰＲＰ視為醫療行為，應向病人清楚告知，並取得其同意。按ＰＲＰ之效果尚無定論，醫療院所如欲對外宣稱ＰＲＰ療效者，應依據人體試驗管理辦法規定先向衛生主管機關申請人體試驗，以證實其療效。爰上，醫療院所不得以任何形式之醫療廣告宣稱ＰＲＰ療效，若查有違規具體事證依法處辦。

ＰＲＰ的盛行，是民眾甘願花大錢解決病痛的怪現象。準備接受ＰＲＰ治療的病患，應徹底瞭解這只是暫時減輕疼痛的方法之一，本中心在二〇一四年曾經針對三十位第三期「退化性」膝關節炎病患執行為期一年的雙盲臨床試驗，結果顯示：同一病患之雙膝，注射ＰＲＰ與注射生理食鹽水的治療效果並無明顯差異。

【實例】

接受ＰＲＰ注射三次，症狀改善，誤以為病情已獲得控制。結果，過了兩年（圖1-5），已從第二期進展到第三期，必須接受「微重建手術」（Unicompartmental Knee Arthroplasty, UKA，單一關節面整型手術，俗稱半人工關節置換）。

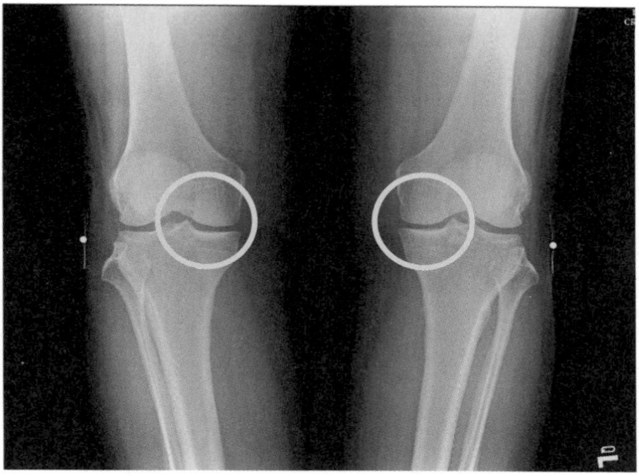

注射前

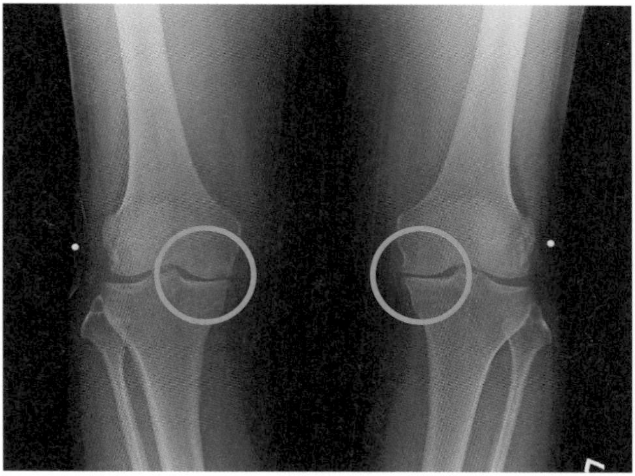

兩年後

圖 1-5 注射 PRP 兩年後的結果：不僅未能改善病情，反而造成了延誤治療的後果，必須接受微重建手術（單一關節面整型手術，俗稱半人工關節置換）。

迷思十四 置換人工膝關節是治療「退化性」膝關節炎的最佳作法?!

【正解】

當膝關節病變進展到末期時，關節面軟骨嚴重磨損，甚至出現變形，導致疼痛、行動不便、功能受限，嚴重影響生活品質。置換人工膝關節可以顯著減輕症狀、矯正變形，有效改善關節功能，是治療「退化性」膝關節炎回饋最快、效果最明顯的方法（圖1-6），也造福了無數原本不良於行的病患。

不過，人工膝關節置換手術的過程無可避免必須破壞正常的組織（例如需將膝關節的前後十字韌帶及半月軟骨切除），也因此，人工膝關節無法完全取代自然關節的生理功能，換了關節，行動上無法像天生的關節般靈活自如，患者要有這樣的心理準備。

此外，偶而還是會碰上併發症，接受手術前，要瞭解並慎重考慮：

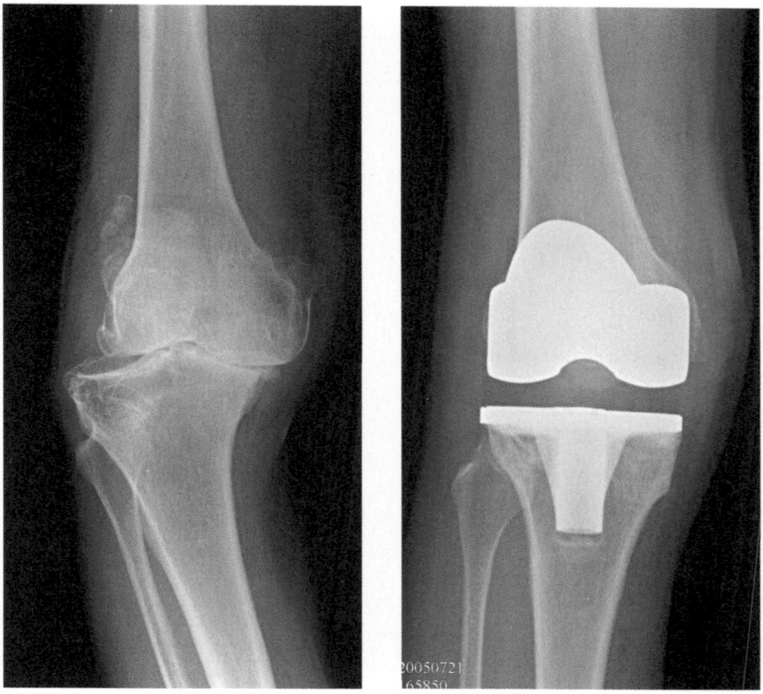

術前　　術後

圖 1-6　人工關節置換手術，明顯改善了患者的生活品質。

* 手術中可能發生的風險和併發症：如靜脈栓塞、心肌栓塞、腦血管病變、輸血反應等。
* 細菌感染：在先進手術房進行，感染機率僅約千分之五。不過，萬一不幸遭細菌感染，則需接受重複的手術清創，必要時甚至需將人工關節取出，待細菌完全清除後再重新置入。（植入物也可能在手術成功後幾個月、甚至幾年後被身體其他部位的感染波及，而必須重複手術。）
* 關節僵硬：膝關節彎曲角度若無法達到滿意程度，需視情況採用關節鏡處理，以增加彎曲角度。
* 人工關節定位不良：產生脫臼、半脫臼、活動範圍不足等情況，嚴重時需重新手術，矯正錯誤。
* 人工關節鬆脫、磨損：長期或過度使用導致磨損，造成接合面因骨融化（Osteolysis）而鬆脫，需重新手術，植入新的人工關節。
* 人工關節交接處骨折：人工關節與骨骼的交接處是應力集中點，萬一跌

倒，容易在此處折斷，輕者可以復位固定手術治療，嚴重時，可能需要重新置換植入物。

決定接受手術前，更要清楚的明瞭，由於它是治療膝關節病變的最後防線，選擇這個方向，就等於是踏上了無法回頭的不歸路，不可不慎。

迷思十五 置換人工膝關節時，傷口越小恢復越快?!

【正解】

人工關節市場競爭激烈，部分廠商結合少數醫師推出迷你傷口吸引病患，十多年前確實在骨科界引發正反兩方激烈爭論。其實，放入同樣大小的人工關節，硬是把傷口縮小，等於增加了手術的困難度，並不符合外科手術必須「看得清清楚楚，做得確確實實」的基本原則。

事實也證明，長期的追蹤研究並未發現迷你傷口的好處，反而因手術的困難度增加、視野較窄，產生併發症的機率較高。甚至，有些廠牌為了遷就小傷口，犧牲人工關節的原始設計，將部分元件縮小，很可能會影響這類「改良型」人工關節的使用壽命。

迷思十六 人工膝關節的壽命只有十年?!

【正解】

大部分的人工膝關節是由鈷鉻鉬合金（Cobalt-Chrome-Molybdenum）和經過強化處理的聚乙烯材料，依據人體關節的構造和功能製作而成。為了讓人工關節和人體骨骼緊密結合，會使用骨水泥（Bone Cement）固定，或利用人工關節上的孔狀處理（Porous Coating），讓骨頭長入。

金屬與聚乙烯材料都有一定的壓力耐受程度，使用頻率越頻繁、負重越多，材料疲勞越早發生。一般而言，對於年齡越輕、活動力越強的病患，人工關節的壽命就越短。也因此，人工關節究竟可以使用多久，與個別病患的使用習慣有關。依據臨床上的追蹤報告，對於活動度較低的年長者（六十歲以上），由經驗豐富的團隊手術置換關節後，有九十五％以上的人可使用超過十年。實際上，對於逐年活動度減低的長者而言，十年以上的耐用度等同於足以陪伴一生了！

因此，人工關節只能使用十年是錯誤的說法！

第2章

「退化性」膝關節炎的原因是摩擦，不是「退化」

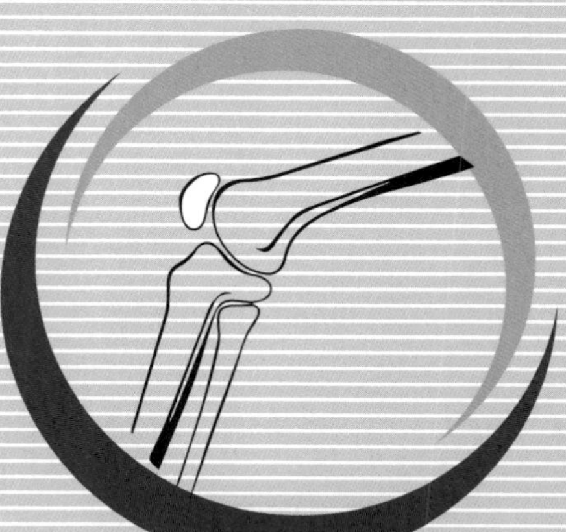

真正的病因不是「退化」

歷經百萬年的演化，人體膝關節構造精緻完美，軟骨並不容易受損或「退化」，除非因為意外受傷，結構受到破壞（如半月軟骨破裂、十字韌帶斷裂、軟骨損傷、骨折癒合不良），或是罹患各種關節炎（如類風濕性關節炎、痛風、細菌性關節炎），軟骨才會受到波及而逐漸損壞，這些知道原因的，稱為「續發性」，約占「退化性」膝關節炎患者的十%；然而，絕大部分的患者並沒有這些問題（稱為「原發性」，占了「退化性」膝關節炎患者的九十%），為什麼他們的膝關節還是會「退化」？這一直都是醫學界研究探索的焦點。

中年（四十歲）以上的膝痛患者如果去找醫師，由於X光檢查總是會呈現一些軟骨破壞的現象，幾乎都會被診斷為「退化性」膝關節炎。目前全世界接受正統訓練的醫師對「退化性」膝關節炎病人的標準治療建議依序是：首先使用消炎止痛藥↓輔以葡萄糖胺和軟骨素等營養補充製劑↓接著是注射關節液（玻尿酸）↓血小板濃縮製劑（ＰＲＰ）治療↓如果病情未見改善，可能會進行關節鏡清洗（無目標的清創手術）↓變形較嚴重者，執行高位脛骨矯骨手術（拖延置換關節時間）↓最終可能就需要進行人工關節置換手術了。

這樣的傳統療程並不能根治「退化性」膝關節炎，反而讓各種另類療法有很多發揮的空間，花錢事小，因此延誤病情，就得不償失了。

內側皺襞與內側摩擦現象

根據筆者長期觀察及超過二十年的研究發現，九十%患者的痛苦根源並非源自「退化」，而是內側皺襞與關節軟骨之間產生的「內側摩擦現象」引起的「內側摩擦症候群」。

內側皺襞是在胚胎發育過程中，殘留在膝關節滑膜腔中的皺襞（圖2-1），外型像是衣服的皺褶，幾乎每個人出生時都有這個構造。我們的膝關節平均每年彎曲多達百萬次，每次膝蓋彎曲、伸直時，內側皺襞與關節股骨內髁會互相摩擦（即「內側摩擦現象」）。年輕時，內側皺襞平滑、薄如蟬翼，經年累月摩擦、反覆發炎後，會隨著年齡的增加而漸漸失去彈性、變厚、變硬，開始磨損股骨表面的軟骨（圖2-2）；內側皺襞本身被重複夾擊而產生的發炎現象則會釋放出有害的化學物質，使關節軟骨逐漸崩解（圖2-3）；軟骨磨損或崩解後產生的碎片掉到關節中，產生更多不正常摩擦而導致軟骨加速破壞；此外，因為重複發炎，關節囊纖維化而失去彈性，導致軟骨之間的靜態壓力升高而崩壞。這幾個破壞因素相互加成，形成惡性循環，致使膝關節繼續「退化」。

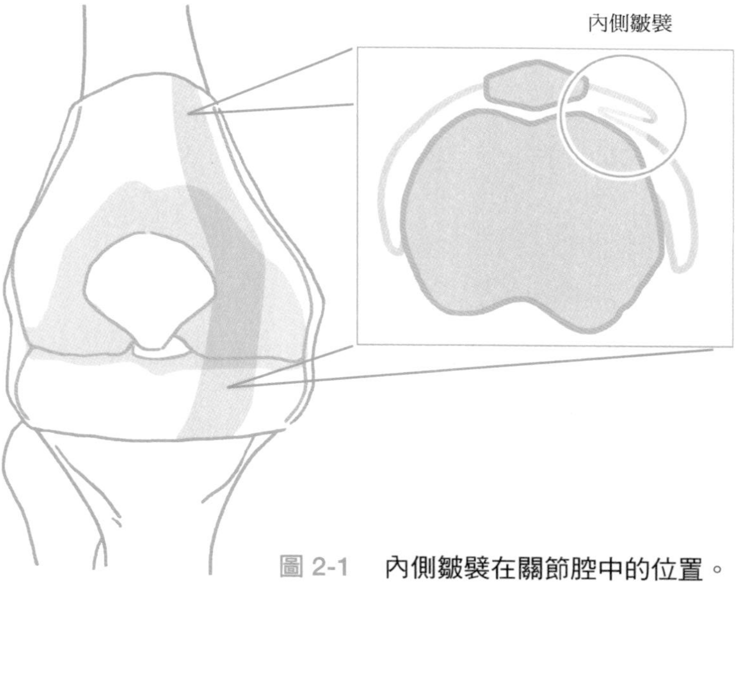

圖 2-1　內側皺襞在關節腔中的位置。

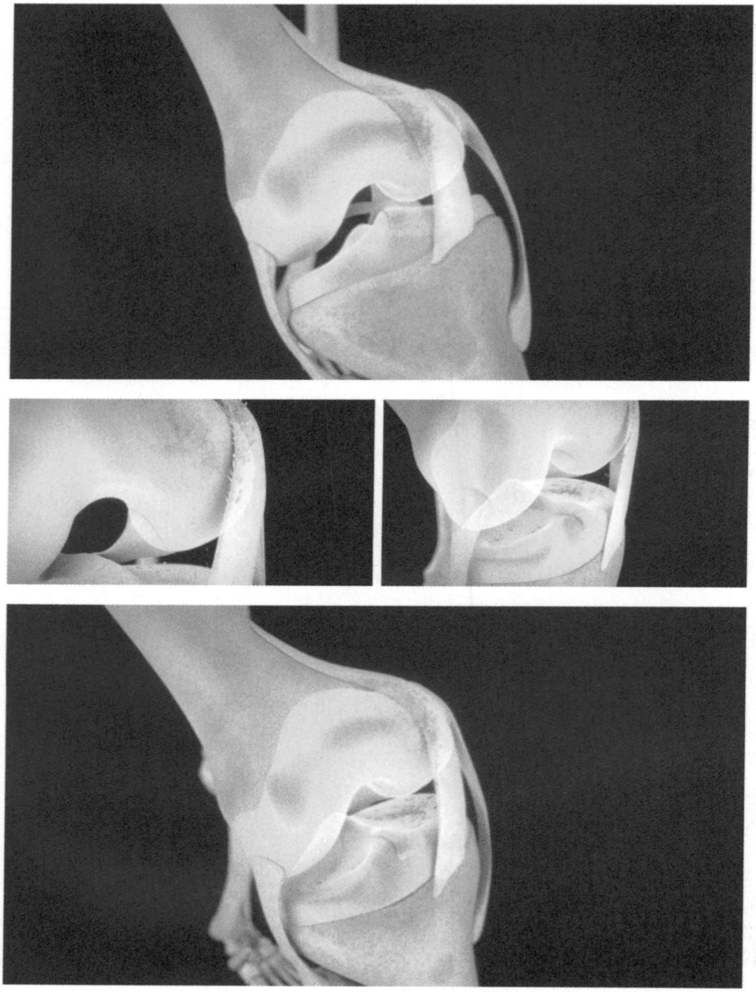

圖 2-2　物理性磨損：膝蓋彎曲伸直時內側皺襞與股骨內髁互相摩擦。

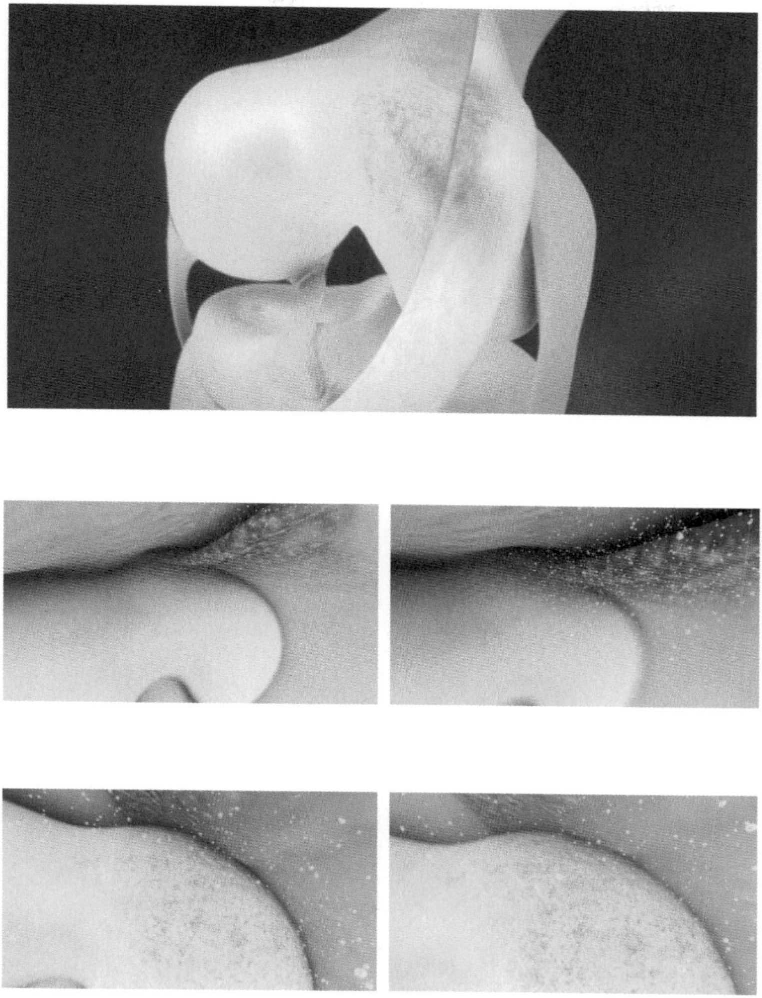

圖 2-3　化學性破壞：內側皺襞發炎會釋放出有害的化學物質侵蝕關節軟骨。

膝關節的彎曲頻率、速度、以及時間會因為每個人的日常活動及工作狀況而有差異，內側皺襞產生的「內側摩擦現象」也因此造成膝關節軟骨不同程度的破壞。

九十五%的「退化性」膝關節炎是摩擦造成的

根據我們（大林慈濟醫院關節中心附屬之「退化性」膝關節炎研究室）長期的臨床研究發現：內側皺襞與股骨內髁經年累月互相摩擦產生的「內側摩擦現象」，是造成膝關節「退化」的重要原因。

四十歲以上被告知患有「退化性」膝關節炎的人，他們的膝痛，有九十五%是內側皺襞引起的「內側摩擦現象」造成的。內側皺襞與關節軟骨相互重複摩擦（或是單次受傷）導致發炎而引發的一組臨床症狀，就是「內側摩擦症候群」。

為了定義「內側摩擦症候群」這個在醫學教科書上無法查到的新名詞所寫成的研究論文，歷經嚴格檢視及漫長等待後，已在二〇一五年被重要醫學雜誌

《Medicine》接受並刊出（論文中文摘要請見附錄一）。此外，綜合說明內側皺襞與股骨內髁重複摩擦所引起的「內側摩擦現象」在膝關節軟骨「退化」中所扮演的角色之論文，也於同年刊登在《Medical Hypotheses》。

我們曾對一百六十三位年齡超過四十歲、經關節鏡檢查證實有「內側摩擦現象」的患者進行一系列調查，得到了以下對於「退化性」膝關節炎的臨床診斷依據：

症狀

疼痛：是一種深層的抽痛或割裂痛，爬樓梯（尤其是下樓梯）、屈膝久坐後突然起身伸直膝關節時，疼痛感會更嚴重；夜晚睡覺時，常會有疼痛難耐的情形，很難找到一個舒適的睡姿。有些時候，可以明確感受到疼痛位置是位於膝蓋前內側。

摩擦音：當膝蓋彎曲、久坐後起身、或突然變換姿勢時，偶而會聽到清脆的彈撥音或摩擦聲音，可能會伴隨著疼痛。

卡住或鎖住：偶爾會感受到膝關節突然「軟下去」、無法使力，或是在某些姿勢似乎會鎖住，這些現象多半發生在負重時半彎的膝關節。有時，在長時間或坐或躺後起身開始走路時，會發生鎖住的現象，往往得先站立幾分鐘，稍稍擺動膝蓋，過一會兒才會鬆開。

誘發因素

受傷：如跌倒時膝蓋突然彎曲、膝關節前內側直接撞擊傷害、採跪姿或蹲姿時因突然改變姿勢而扭傷膝蓋。

屈膝活動：因工作或運動，反覆或長時間彎曲膝蓋，如蹲、跪、爬樓梯、走斜坡、爬山、騎自行車，或長時間駕駛或騎乘各種交通工具。

女性：女性在日常活動中往往比男性更常彎曲膝蓋。

宗教：需要反覆蹲或跪的宗教儀式。

醫原性：曾接受各種膝關節注射或手術造成內側皺襞纖維化。

膝部理學檢查表徵

局部壓痛：按壓髕骨下端內側緣和股骨內側髁脊間部位，會有明確的局部疼痛。

可觸摸到帶狀物：在上述觸痛部位可能摸得到條狀物，活動關節時會伴有彈響或摩擦音。

刺激試驗：要重現這種特有的疼痛及條狀物摩擦音，可用一隻手的拇指壓住壓痛點，並用另一隻手反覆扳彎膝蓋進行刺激試驗。

影像學的發現

隨著病程進展，可清楚看出內側髕股關節間隙明顯變窄（圖 2-4）。嚴重個案，除了逐漸變窄的內側髕股關節間隙，在髕骨內緣和股骨內側髁伴隨有骨刺形成，有時也會在股骨內側髁軟骨下發現囊腫及骨質硬化情形（圖 2-5）。

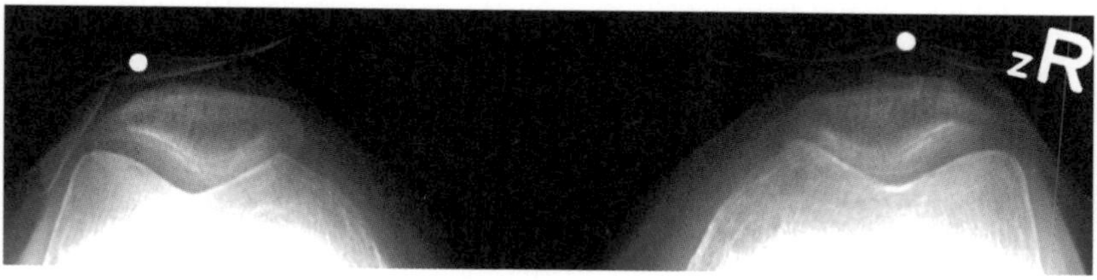

圖 2-4　髕股關節內側間隙明顯縮窄。

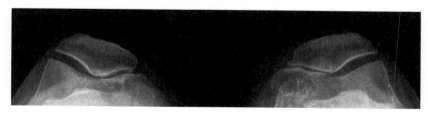

圖 2-5　內側髕股關節間隙縮窄，髕骨與股骨內側髁骨刺形成，股骨內側髁下囊腫與骨質硬化。

膝關節健康促進方案（KHPO）

自二〇〇九年起，筆者匯集骨科、家庭醫學科、老人醫學科、風濕免疫科及復健科醫師與相關護理人員之力，共同推動一項名為「膝關節健康促進方案」的治療指引（圖2-6）。「膝關節健康促進方案」是針對「退化性」膝關節炎的整體治療方案，並非只強調單一手術，而是依照病情進展決定治療方式。眾多接受此方案中「保守治療」（保守治療的方法請參考第三章「智慧護膝3＋3」完整說明，詳見第一一一頁。）或是「關節鏡軟骨再生促進手術」的患者成功恢復了正常生活，也保住了自然的膝關節。他們回想過去數年的輾轉求醫過程，都有一種「被延誤病情」的深刻遺憾。

以搶救逐漸荒蕪的庭園來做比喻，正常的膝關節就如同達到生態平衡的庭園，關節軟骨像是庭園內欣欣向榮的植物。內側皺襞引起的「內側摩擦現象」持續破壞關節內的代謝平衡，軟骨因而表現出所謂「退化」的現象。就如害蟲入侵庭園，植物逐漸凋亡，醫師的適時介入，有如園丁出現，給了一線生機。

針對「退化性」膝關節炎的五個分期，我們獨創出整合型治療方案——「膝關節健康促進方

膝關節健康促進方案治療指引

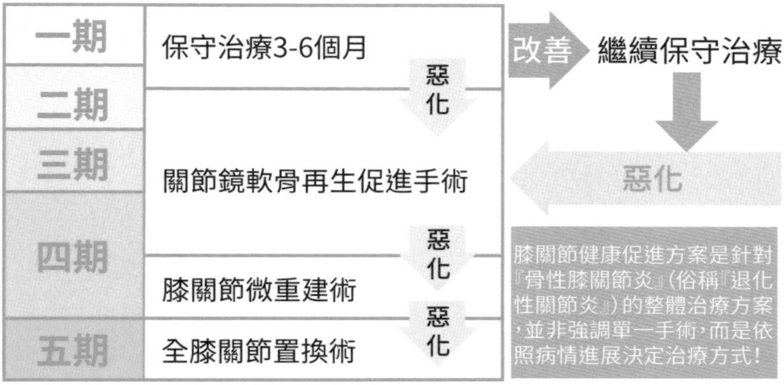

圖 2-6 「膝關節健康促進方案」療程指引。

案」，以三項對策「全人」、「全程」照護病患：

對策一 智慧護膝保健期（第一至第二期）

目標：無需藥物或注射，培養正確的護膝觀念。

方法：教育患者及家屬關於內側摩擦現象的知識，軟骨是被磨損的，並非「老化」。

行動：改變生活及工作習慣，減少摩擦；進行膝關節周圍肌力訓練和軟組織伸展，提升穩定性，增加柔軟度，保護軟骨。

對策二 關鍵期（第二至第三期）

情況：當上述策略未能阻止問題，病情持續或惡化。

措施：進行「關節鏡軟骨再生促進手術」，移除關節腔內不正常的摩擦現象、清除發炎組織、微調軟骨間鬆緊度，以減輕關節腔內軟骨間的靜態壓力，創造軟骨修復再生條件。

成果：手術後輔以積極的保健療程，軟骨有八十％的再生機會。

對策三 進階手術（第四至第五期或對策二失效時）

方案：「微重建手術」及「精準人工關節置換」（Total Knee Arthroplasty, TKA，俗稱全關節置換）。

問題：傳統的人工膝關節置換，手術醫師若未處理內側皺襞引起的「內側摩擦現象」，手術後，反而因內側皺襞結疤產生疼痛緊繃等症狀，導致約三十％至四十％患者不滿意治療效果。

解決：強調針對性根除內側皺襞引起的「內側摩擦現象」，精準移除病因的全新治療理論。

我們為「退化性」膝關節炎提出了一套創新的整合治療方案，旨在透過三個階段性的策略，應對不同程度的疾病進展。初始階段，我們聚焦於教育和預防，透過「智慧護膝保健」，無需依靠藥物或注射，就能在患者及其家屬心中種下正確的護膝觀念，扭轉「退化」病程。

隨著病情的發展，我們會根據需要，採取更積極的手術介入，從「關節鏡軟骨再生促進手術」到更為進階的「微重建手術」或「精準人工膝關節置換手術」（表2-1），為患者創造最佳的膝關節健康狀態。每一步驟，我們都致力於根除導致「退化」的所有不利因素，為受損的軟骨提供再生機會，進而為患者帶來希望和重生。

表 2-1 手術方式比較

名稱	關節鏡軟骨再生促進手術（ACRFP）	微重建手術（UKA）	精準人工關節置換手術（TKA）
傷口大小	〇・五公分	八到十公分	超過十公分
手術時間	二十到三十分鐘	四十到五十分鐘	一小時
總出血量	五十到二百 c.c.	一百到二百 c.c.	二百到五百 c.c.
術後復原	傷口小，出血量少，當天可下床活動	傷口小，出血量少，當天可下床活動	當天或隔日可下床活動
住院天數	三天	七天	七天
功能	自然的膝關節	極接近自然的膝關節	接近自然的膝關節
備註	軟骨有機會恢復健康	能矯正中度變形的膝關節	能矯正重度變形的膝關節

軟骨可以再生

軟骨跟身體的任何組織一樣，在正常情況下，有破壞也有修復，處於動態的新陳代謝平衡。筆者發現，內側皺襞造成的「內側摩擦現象」是破壞這平衡的重要因素。「內側摩擦現象」造成軟骨的破壞程度與個人的日常生活使用狀況有關，摩擦次數與程度少，軟骨就能及時修復，反之，若摩擦次數與程度過多，軟骨趕不及修復，就會被誤認為是「退化」（圖2-7）。基於這樣的認知，筆者對「退化性」膝關節炎患者所採取的「膝關節健康促進方案」，即是透過護膝三對策中的「智慧護膝保健」以及「關節鏡軟骨再生促進手術」，減少或去除「內側摩擦現象」造成的破壞，恢復膝關節原本的健康環境，軟骨自然就會自行修復了（圖2-8）。

「膝關節健康促進方案」已累積了數千例成功扭轉「退化」的病例，請參閱本書附錄二的病例分享。

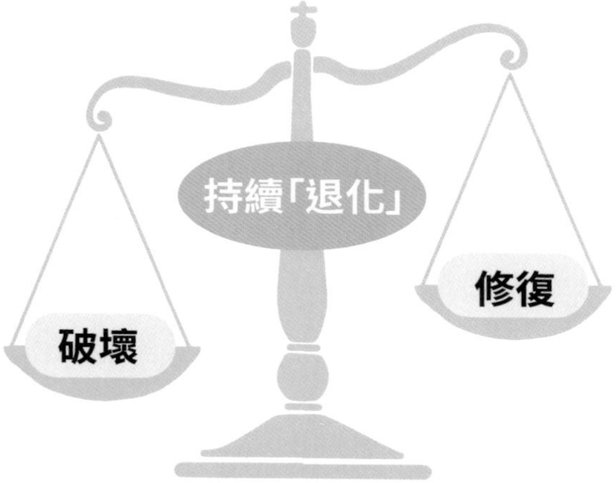

圖 2-7 軟骨損壞與日常活動量有關：當「內側摩擦現象」造成的破壞大於修復能力時，就會呈現所謂的「退化」。

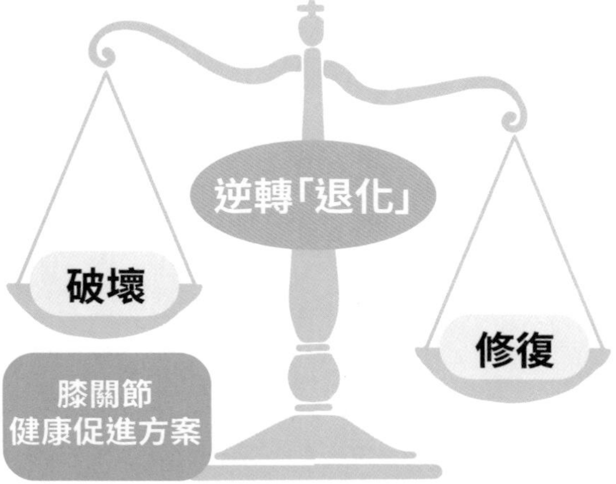

圖 2-8 「膝關節健康促進方案」旨在減少或消除所有損害因素，恢復健康環境，幫助軟骨自我修復。

細胞療法

作為「膝關節健康促進方案」的倡導者，已成功治療超過一萬五千名來自臺灣及全球各地的患者。本團隊提出的「膝關節健康促進方案」，在兩個重要方面與主流醫學界有所不同：首先，它治本，教導民眾及病患瞭解病因，減少「內側摩擦現象」，不但能預防問題產生，也能讓患者無需依賴止痛藥或其他主流治療方法緩解疼痛，進而能延緩甚至扭轉病情。其次，獨創的「關節鏡軟骨再生促進手術」特點在於低侵入性和傷口小，可以即時移除膝關節內的各種破壞因素，促進軟骨再生，挽救膝關節。

遵循「膝關節健康促進方案」並接受「關節鏡軟骨再生促進手術」的患者，不僅能夠恢復正常生活，絕大多數（九十％）也無需進行人工關節置換。即使在國內尚未引進「細胞治療」之前，許多患者（八十％）的受損膝關節軟骨也能夠停止「退化」，甚至「再生」。

「能更好嗎？」，一直是筆者多年來盤據心中的企盼。在醫療需求和趨勢的推動下，全球的細胞治療產業持續累積技術能量，等待了十幾年，衛生福利部終於在二〇一八年開放了針對「退化性」膝關節炎的兩項細胞治療技術：自體骨髓間質幹細胞移植和自體脂肪幹細胞移植。與需要穿刺提取骨髓幹細胞的過程相比，脂肪幹細胞的取得顯然更為方便。巧的是，膝關節內脂肪墊片提取的幹細胞被認為更有能力分化成軟骨細胞，因此，我們執行已超過二十年的「關節鏡軟骨再生促進手術」，因為能順便「取脂」而能與「細胞治療」完美結合！

◆細胞治療和「膝關節健康促進方案」的組合

脂肪幹細胞（Adipose-derived stem cell, ADSC）是在脂肪組織中發現的一種幹細胞，是人體間質幹細胞的良好來源。這些細胞具有四大特點：再生修復、免疫調節、能分化成多種細胞類型，以及低免疫原性。經由手術（例如關節鏡手術）取得後，在合格的實驗室中經特殊技術進行分離、培養、增殖及儲存，最終植入人體。

從二〇二二年開始，我們結合行之多年的「膝關節健康促進方案」（KHPO 1.0）與「細胞治療」，推出「進階膝軟骨再生療程」，稱之為「膝關節健康促進方案2.0」（KHPO 2.0）（表2-2）。脂肪幹細胞注射到關節腔後，能分泌多種抗發炎細胞因子，不僅減輕發炎和疼痛，還能減緩甚至防止軟骨進一步破壞，同時促進軟骨再生，換言之，在最末期必須置換全人工關節前，「細胞治療」都有它的角色。早期（第一、二期），「細胞治療」能提升「智慧護膝保健」的療效，減低日後的手術機率；中後期（第三、四期），結合「關節鏡軟骨再生促進手術」、「高位脛骨矯骨術」（High Tibial Osteotomy, HTO）、以及「微重建手術」，能增加軟骨再生的機會，降低將來置換全膝關節的機率。

表 2-2 「膝關節健康促進方案 1.0」與「膝關節健康促進方案 2.0」的比較

創新治療方案	膝關節健康促進方案 1.0	膝關節健康促進方案 2.0
推出時間	二〇〇九年起開始執行	二〇二二年起開始執行
關鍵技術	關節鏡軟骨再生促進手術	「膝關節健康促進方案 1.0」與細胞治療的結合
創新點	發現並定義了由膝關節內側皺襞與股骨內髁的重複摩擦引起的「內側摩擦現象」及其併發症，是導致膝關節軟骨逐漸「退化」的重要原因	強調「膝關節健康促進方案 1.0」結合細胞療法（特別是脂肪幹細胞）為治療「退化性」膝關節炎的完美組合
治療理念	從預防到治療的全方位照護管理，減少或清除「內側摩擦現象」，為軟骨再生提供最佳的代謝環境	強調「細胞治療」的重要性，藉以提高「膝關節健康促進方案 1.0」的療效
早期治療	指導患者使用「智慧護膝保健」進行三到六個月保養。若保守治療有效則繼續，否則建議進行「關節鏡軟骨再生促進手術」	可考慮「細胞治療」的介入
中期治療	針對輕度變形的患者進行「關節鏡軟骨再生促進手術」	可考慮「關節鏡軟骨再生促進手術」與「細胞治療」的結合
進階治療	針對較嚴重變形的患者進行「高位脛骨矯骨術」或「微重建手術」。若病情嚴重，則考慮「精準人工關節置換」	可選擇利用手術中提取的脂肪幹細胞，在「高位脛骨矯骨術」或「微重建手術」術後加入「細胞治療」

◆「膝關節健康促進方案」（KHPO）開啟新希望

「只要為軟骨提供一個良好的環境，它不但能終生保持健康，也有再生的能力」是我們的信念，透過及時治療，我們可以扭轉過去認為膝關節軟骨「退化」、「老化」的自然病程。一般民眾在還沒有症狀的疾病「醞釀期」以及「臨床前期」，經由行為模式的改變，可以及早預防，減少膝關節「退化」的發生。若病程已進入有症狀的「臨床期」，只要能及時得到正確的診斷，在變形尚未達到不可逆的階段，有很高的機率能藉由「關節鏡軟骨再生促進手術」加上「細胞治療」來挽救膝關節。如果不幸已進入了變形嚴重的「殘障期」而必須置換人工關節，也能施以我們倡導的「精準人工關節置換」，讓患者獲得滿意的結果。

因為瞭解「退化性」膝關節炎的病因而發展出來的「膝關節健康促進方案」，為許多患者帶來了新「膝」望，讓他們能夠更積極有效的照護膝關節的健康。

你的膝關節炎有多嚴重？

只要瞭解「膝關節健康促進方案」的每個步驟，應該就能清楚知道平常該如何正確使用膝關節。萬一出現毛病，也能先行自我保健。因此，有了這些知識也等同得到就醫須知，更可避免因病急亂投醫產生的不良後果！

在接受「膝關節健康促進方案」治療前，必須以放射線檢查全面評估膝關節的狀況，依站立情況的前後、側面及平躺屈膝等三個方位之標準X光檢查，對每個膝關節腔建立臨床分期，作為決定治療方式的依據。關節間隙變窄的程度、骨刺嚴重情形、股脛骨角度、以及是否有鬆動不穩定的現象是評估的主要參數，我們以三個關節腔中最嚴重者作為整體關節「退化」的最後分期期數（表2-3是以

表 2-3 **依 X 光檢查結果的內側腔臨床分期和關節鏡檢查發現的相關性**

期別	關節間隙變窄程度	骨刺	股脛骨角度	穩定性	關節鏡檢查發現
一	疑似	無	正常	正常	表面平滑，但失去正常彈性
二	不超過一半	疑似	大於〇度	正常	表面不平滑，軟骨中度磨損（表面隆起、纖維化）
三	顯著超過一半	確定	接近〇度	正常	淺層軟骨損害：軟骨裂開，骨頭露出不超過一半，中度損害
四	間隙消失	顯著	小於〇度	正常	深層軟骨損害：骨頭露出超過一半，嚴重損害
五	間隙消失	顯著	嚴重變形	鬆動、不穩定	軟骨完全磨損

內側腔為例）。多年累積的經驗發現，這樣的分期方式，可以預估在實際進行關節鏡檢查時的發現。

一旦完成對每個關節腔的臨床分期，除了必須進行的保守治療之外，我們可以根據（表2-4）

表 2-4 手術治療原則

分期	關節鏡軟骨再生促進手術（ACRFP）	高位脛骨矯骨術（HTO）	微重建手術（UKA）	精準人工關節置換手術（TKA）
一	＋	－	－	－
二	＋＋＋	－	－	－
三	＋＋＋	＋＋	＋＋	－
四	＋	＋＋	＋＋＋	＋＋
五	－	－	＋	＋＋＋

決定個別病患可能需要的手術方法。

對於第一到第三期的病患，「關節鏡軟骨再生促進手術」是最佳的選項。至於第四期的病患，雖然「人工關節置換手術」為首選，但在考量病患的期待、心理狀態、生活環境、工作性質、以及社經狀況後，「關節鏡軟骨再生促進手術」也可以是一個變通的選擇。

以下是以內側腔為例，依嚴重程度分為五期（圖 2-9～2-13）：

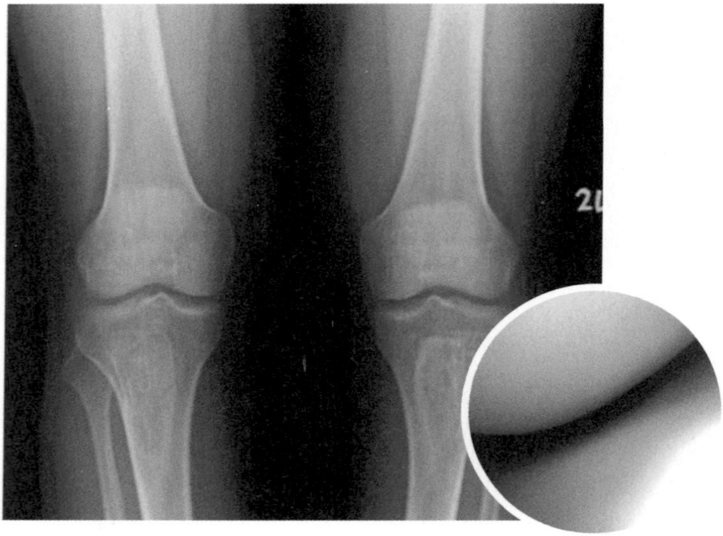

圖 2-9　第一期

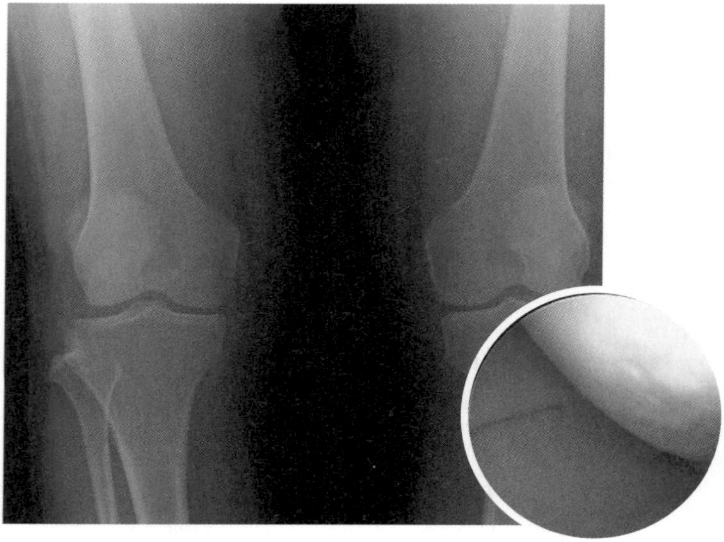

圖 2-10　第二期

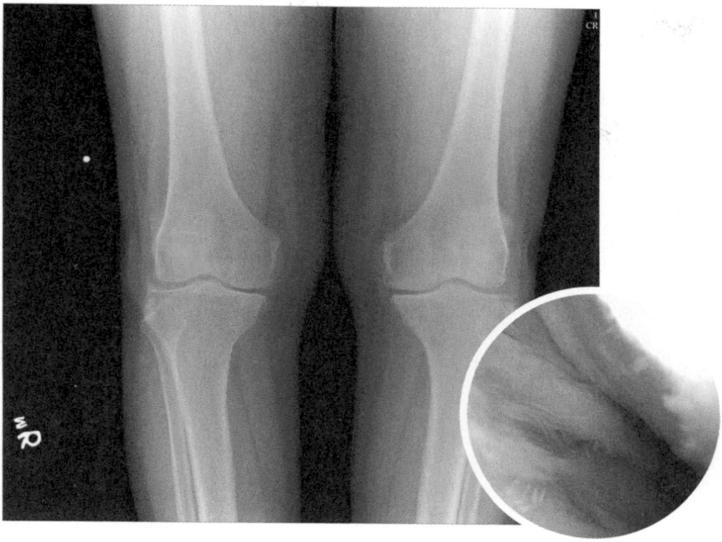

圖 2-11 第三期

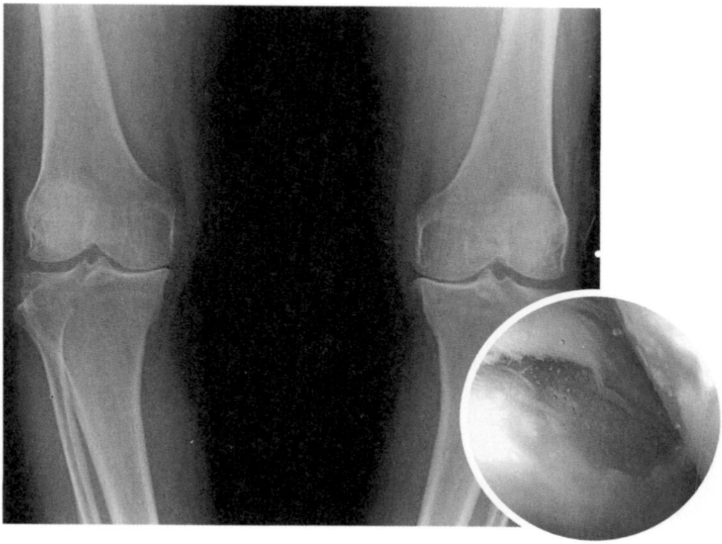

圖 2-12 第四期

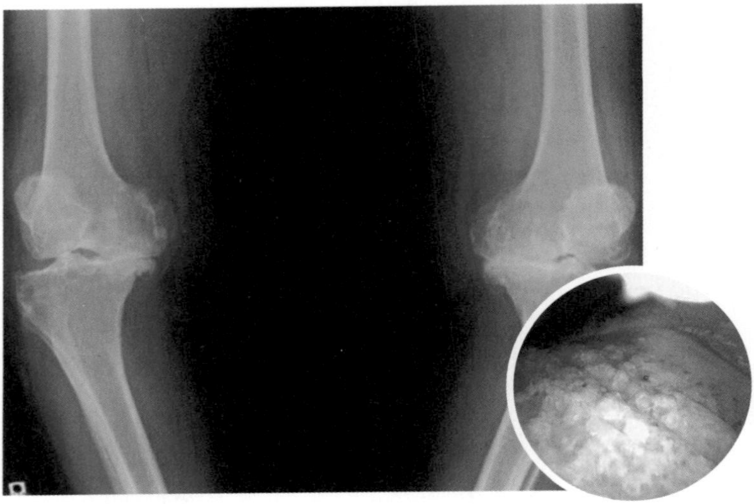

圖 2-13　第五期

對於所有第一、第二期及某些第三期病患，建議在醫護人員監控下先接受保守治療至少三個月。（保守治療的方法請參考第三章「智慧護膝3＋3」完整說明，詳見第一一一頁。）

保守治療成功的必要條件是，患者及其家人要能夠完全瞭解治療的理念。首先，必須透澈明瞭「內側摩擦現象」是造成「退化性」膝關節炎的重要病因，然後，在檢視並分析自己的日常生活型態後，修正個別的日常活動、工作及運動方式，以避免或減少「內側摩擦現象」的發生。

原則上，需要反覆彎曲膝蓋的動作或運動是有害的，（表2-5）所列的活動和運動就是以此原則列出，其他未被列出的，可依此原則類推。

此外，包括膝關節周圍的肌力訓練和軟組織伸展的居家復健的教導和追蹤執行情形，應由接受過相關訓練的特定人員（如個案管理師、專業護理師、復健師或運動防護員）密切管控。

若經過保守治療仍無法改善症狀，或追蹤回診時發現有軟骨持續磨損現象，可評估是否適合接受「關節鏡軟骨再生促進手術」，去除關節內的有害因素，以促進軟骨自然修復。

表 2-5　適合或有害的活動

適合的活動	有害的活動
走路	爬樓梯或爬山
慢跑	重複蹲、跪（例如：園藝活動）
高爾夫球	騎腳踏車
自由式、蝶式游泳	蛙式、仰式游泳
瑜伽、太極拳	需要快速屈膝的運動

關節鏡軟骨再生促進手術（ACRFP）

傳統治療「退化性」膝關節炎的關節鏡手術，對於中度的「退化」，經由關節鏡沖洗掉軟骨碎片，可暫時減輕關節腫脹與不適，不過最多只能維持半年。對於重度的「退化」，因有大片的軟骨剝離，軟骨下骨頭直接露出，則會藉電動器械做關節面的磨整及鑽孔手術。

但這類關節鏡手術只是漫無目的做沖洗、清創、及骨鑽孔的動作，雖能暫時減輕症狀，並無積極的長期治療效果，近年已在世界各專業學會（如美國骨科醫學會、國際退化性關節炎研究學會、歐洲風濕病聯盟）所制定的治療指引中，被列為非必要的手術。

至於「關節鏡軟骨再生促進手術」，則是以關節鏡及電動抽吸刀片，清除內側皺襞及相關的發炎組織、移除剝落的軟骨碎片、修整破裂的半月軟骨，就像是幫關節做個大掃除。最後，再微調軟骨間的鬆緊度，以解除關節軟骨間過大的壓力。

執行時，依每個膝關節的不同病情，進行內側放鬆、外側放鬆、半月軟骨部分切除、關節囊清除、游離骨移除以及軟骨整形術。偶爾單一手術即可解決問題，大部分情況則需進行兩種以上的手術組合。最終目的是清除關節內所有不正常的摩擦以及發炎組織，並調整關節腔各部位的壓力，以提供軟骨最佳的代謝環境，促進其自然修復。

通常，「退化性」膝關節炎的關節間隙異常狹窄，很難透過常規關節鏡檢查發現隱藏在狹窄間隙內的病灶，只有在經過適當的滑膜切除及關節鏡「內側放鬆術」後，才會現出全貌（圖2-14）。因此，「內側放鬆術」是解除「內側摩擦現象」的關鍵技術。

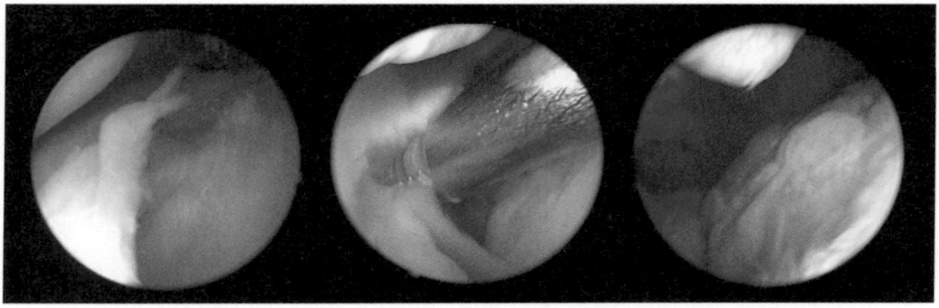

圖 2-14　揭開隱藏病灶的面紗。左圖，病變的滑膜組織充斥於髕骨內側與股骨內側髁間隙；中圖，「關節鏡內側放鬆術」過程中將肥厚的內側皺襞和相關組織予以清創和清除；右圖，移除病變、放鬆關節後，「隱藏病灶」清楚可見。

在骨科領域，僅有受過運動醫學次專科訓練的骨科醫師具有執行關節鏡手術的能力，何況，要在因「退化」而空間緊縮的關節腔內執行手術，需要更精巧熟練的技術。對於執行「關節鏡軟骨再生促進手術」的醫師，我們所設計的專業研習課程有完整的認證標準：負責醫師及護理師必須完成實際觀摩學習課程、加上累積有執行一百例的經驗、並且在追蹤超過一年後，這些病人有超過八十%的比例是滿意的。

膝關節健康促進方案（KHPO）治療成果

整體滿意度高達九十四・一％

本研究旨在評估「膝關節健康促進方案」的成效，共追蹤了五百一十一例患者（表2-6），涉及八百四十四個膝關節，追蹤期為三年。患者年齡範圍從二十七歲至八十六歲，平均年齡為六十四歲，其中女性與男性的比例為三比一。

在手術一年後的追蹤中，九十七・九％（八百四十四個）的膝關節被納入分析，且九十四・一％（七百九十四個）的膝關節收到了患者的正面評價，顯示整體滿意度高達九十四・一％。

表 2-6 「膝關節健康促進方案」共涵蓋五百一十一例

期數	關節鏡軟骨再生促進手術（ACRFP）					人工關節（TKA+UKA）				整體滿意度
	非常好	顯著改善	沒改善	變壞	滿意	非常好	顯著改善	沒改善或變壞	滿意	
二	97（42.5%）	111（48.7%）	20（8.8%）	—	228（91.2%）	—	—	—	—	228（91.2%）
三	132（40.4%）	174（53.2%）	19（5.8%）	2（0.6%）	327（93.6%）	—	—	—	—	327（93.6%）
四	44（43.1%）	49（48.1%）	6（5.9%）	3（2.9%）	102（91.2%）	135（80.4%）	33（19.6%）	—	168（100%）	270（96.7%）
五	—	—	—	—	—	16（84.2%）	3（15.8%）	—	19（100%）	19（100%）
總數	273（41.6%）	334（50.8%）	45（6.8%）	5（0.8%）	657（92.4%）	151（80.8%）	36（19.2%）	—	187（100%）	844（94.1%）

具體手術類型方面，六百五十七個膝關節（占七十七．八％）接受了「關節鏡軟骨再生促進手術」，七十一個膝關節（占八．四％）進行了「微重建手術」，而一百一十六個膝關節（占十三．八％）接受了「精準膝關節置換手術」。「精準膝關節置換手術」的患者滿意度達到百分之百，而「關節鏡軟骨再生促進手術」的患者整體滿意度為九十二．四％。

細分到不同階段的膝關節炎患者，第二期膝關節炎的二百二十八位患者滿意度為九十一．二％，第三期的三百二十七位患者滿意度達九十三．六％，而第四期的一百〇二位患者滿意度同樣為九十一．二％。在第四期膝關節炎的患者中，僅有三位在追蹤一年後選擇進行關節置換手術。

這些數據凸顯了「膝關節健康促進方案」在延遲或減少對於進行「人工關節置換手術」需求方面的有效性，尤其對於第四期膝關節炎的患者。這項發現強調了及早進行治療的重要性，顯示即使在膝關節炎晚期，適當的醫療介入仍能顯著提升患者的生活品質，減少對更侵入性治療方法的依賴。透過持續的追蹤與評估，期盼能進一步證實這些治療方案對患者健康狀況的持續改善效果。

膝關節健康促進方案（KHPO）多媒體資料

請上網搜尋「慈濟醫療志業膝關節健康促進中心」
或掃描 QR code：

請上網搜尋「國際膝關節健康促進中心」
或掃描 QR code：

請上網搜尋「踏腳石——退化性膝關節炎患者的棲息地」
或掃描 QR code：

請上網搜尋「膝關節健康促進方案」
或掃描 QR code：

「關節鏡軟骨再生促進手術（ACRFP）」
請掃描 QR code：

收看影片請上 YouTube 搜尋
「名醫解密　拯救膝關節 James On Air【外貿協會 TAITRA】」
或掃描 QR code：

收看影片請上 YouTube 搜尋
「揭開退化性膝關節炎的真相！！【2022再生醫學講堂】」
或掃描 QR code：

收看影片請上 YouTube 搜尋
「【2020晝週系列活動】健康護膝繪本講座」
或掃描 QR code：

收看影片請上 YouTube 搜尋「發現新膝望」（中文版）
或掃描 QR code：

收看影片請上 YouTube 搜尋「發現新膝望」（英文版）
或掃描 QR code：

收看影片請上 YouTube 搜尋
「退化性關節炎並非「退化」造成？【年代聚焦2.0】」
或掃描 QR code：

收看影片請上 YouTube 搜尋
「膝關節退化怎麼保養，能讓膝蓋好走不費力?!
【TVBS健康2.0】」或掃描 QR code：

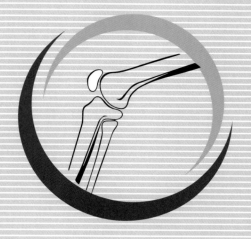

第3章

膝關節日常保健與運動須知

護膝，從每天的日常活動開始

現在讀者應該已經瞭解，「退化性」膝關節炎其實不是「退化」，只要懂得膝關節的保健，正確的使用它，到老都不會「退化」。

每天從起床開始，我們就需要不停的使用膝蓋，平均一年要彎曲一百萬次！如果有不明原因的膝痛，就要特別注意了。沒有膝痛問題的人，如果能夠多加注意膝蓋的正確使用方法，也能及早預防。

基本觀念一：膝蓋彎曲角度至關重要

自然賦予的保護機制：四角連桿機構

歷經千萬年，膝關節已演化成精密的四角連桿機構，在〇度（完全伸直）至三十度的活動範圍（圖3-1），膝關節軟骨之間的運動模式是互相滾動的，軟骨表面並不會產生具有破壞作用的摩擦力；過了三十度（圖3-2），軟骨間開始混雜有互相摩擦的滑動運動；超過六十度之後（圖3-3），就完全是會有摩擦破壞作用的滑動運動了。

圖 3-1 膝蓋彎曲角度從〇度到三十度，
膝關節面與面之間的運動模式是
互相滾動。

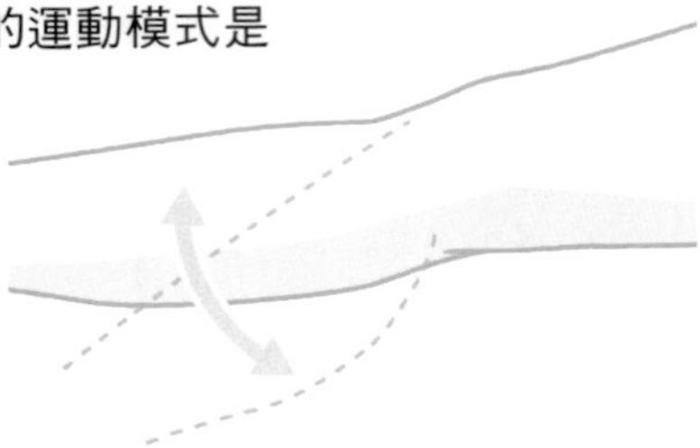

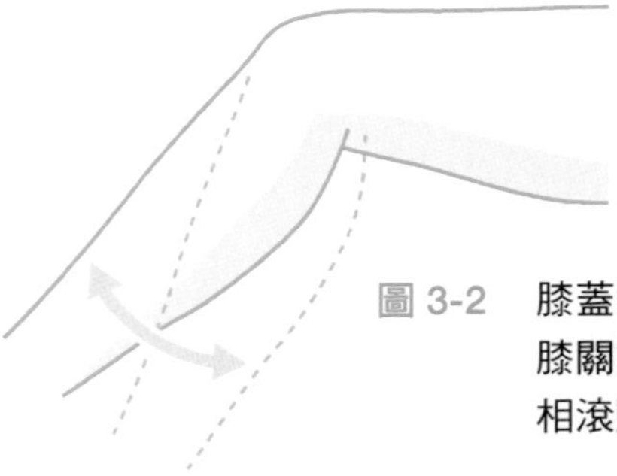

圖 3-2 膝蓋彎曲角度從三十度到六十度，
膝關節面與面之間的運動模式是互
相滾動和滑動。

圖 3-3 膝蓋彎曲角度超過六十度，
膝關節面與面之間的運動模
式是互相滑動。

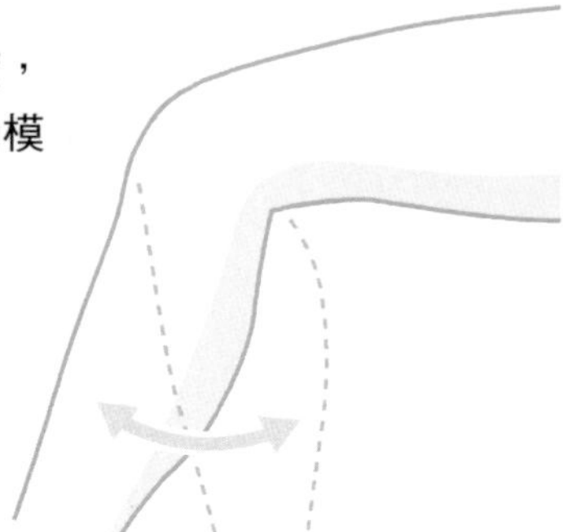

人類自然的移動方式——走路和跑步，在著地的受力期時，膝蓋的彎曲角度不會超過三十度，軟骨完全不會受損。然而，隨著文明的發展，生活上的一些活動，例如騎自行車和爬樓梯，膝蓋的彎曲角度就會超出四角連桿機構的保護範圍了。日常生活中，哪些動作需要注意呢？表3-1列舉了常見的活動及膝蓋彎曲角度，供大家日常保健參考。

表 3-1 日常活動中膝關節的彎曲角度

活動	膝關節彎曲角度（活動範圍）
走路	〇度到二十度
跑步	〇度到三十度
上樓梯	〇度到八十五度
下樓梯	〇度到九十度
坐椅子	〇度到九十五度
綁鞋帶	〇度到一百一十度
蹲下取物	超過一百三十度

「內側摩擦現象」的破壞作用同樣取決於彎曲角度

以中年人的內側皺襞為模擬對象，彎曲角度超過五十度，軟骨就會被磨損。然而，急性發炎的內側皺襞，隨時都在腐蝕軟骨，些微的彎曲都可能造成夾擊現象而加重疼痛症狀。

基本觀念二：壓力的作用

間歇的壓力（如跑、跳）能促進軟骨的新陳代謝，並不會傷害軟骨。可是，關節滑膜囊因長期重複發炎而纖維化，會增加軟骨間的靜態壓力，不但產生緊繃痠痛的不適感，也會使軟骨逐漸崩解。體重以及工作上過度負重，是在軟骨破壞到一定程度，骨架變形後，才開始產生加速破壞軟骨的作用。

＊**叮嚀一：**除非曾經明顯受傷，否則，內側皺襞引起的「內側摩擦現象」才是引起膝痛最常見的原因。無論是日常生活、運動、或是工作時，只要心中有「內側摩擦現象」的影像，就能適度的自我保護膝蓋了！

＊**叮嚀二：**正常使用的膝關節不會自然「退化」。膝痛時，表示內部有發炎現象，軟骨也因這發炎現象正在被破壞中。膝痛最常見的原因就是內側皺襞因為過度摩擦或是單次被夾擊而發炎，這時先不要急著找醫師吃藥、打針止痛，掩蓋問題；而是要正視它、要感謝並珍惜這疼痛，把它看成是身體對我們發出的善意警訊——告訴我們膝蓋內部出問題了。只要好好檢討是哪些動作讓內側皺襞發炎，針對這些原因尋求改善，就能根本解決問題，疼痛也就自然緩解，不藥而癒了！

智慧護膝3＋3——生活3原則＋護膝3運動

優化膝蓋，全天候生活指南：生活3原則

調整日常生活行為模式，減少「內側摩擦現象」，就能改善膝關節的健康狀態，有效預防膝關節「退化」。

日常生活中保護膝關節的三大簡要原則：

◆原則一：少彎

盡量減少需要重複彎曲膝蓋的活動（例如爬樓梯、騎自行車）。如果無法避

免，建議放慢彎曲的速度，減少「內側摩擦現象」造成的破壞。

◆原則二：慢慢彎

不論是坐下、蹲下或盤腿，都應以緩慢的動作進行，避免內側皺襞受到夾擊，減少「內側摩擦現象」造成的破壞。

◆原則三：不要彎太久

長時間保持同一姿勢，如久坐辦公或乘車，會讓內側皺襞因長時間受到夾擊而發炎，不但會引起疼痛不適，發炎物質也會對膝關節軟骨造成傷害。建議每二十至三十分鐘活動一次膝關節，促進血液循環，減輕僵硬感。

在一整天的日常生活作息裡，我們可以遵循「少彎、慢慢彎、不要彎太久」的原則來保養和使用我們的膝蓋。

◆起床

睡覺時，因為身體長時間平躺，血液循環緩慢、靜脈回流差，發炎的內側皺襞就會變得更為腫脹，半夜或早上起床時，往往會覺得膝蓋卡卡的，無法馬上行動，不少患者甚至會半夜痛醒，動彈不得不知所措……。這時，記得不要急著下床，先平躺或是坐在床邊，慢慢的重複伸直／彎曲雙膝（圖3-4），並用雙手揉揉膝蓋，尤其是膝蓋內側，大概持續三到五分鐘，讓局部血液循環改善後，就能自如順暢下床了。

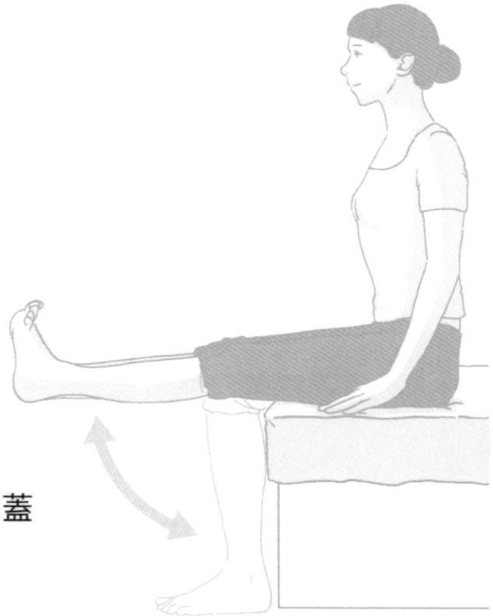

圖 3-4　坐床邊屈伸膝蓋（側面）。

◆上廁所

這是每個人天天都必須重複好幾次的動作。建議家中最好改用坐式馬桶，外出也盡量使用坐式馬桶。不管蹲或坐，重要的是謹記「慢」字訣，盡量放慢動作。

另外，也可以扶著牆壁或是加裝扶手（圖3-5），避免內側皺襞因為膝蓋的快速、突然彎曲而被膝蓋骨夾擊。

◆用餐

不論是坐椅子或沙發，動作務必要慢，建議扶著椅背（圖3-6）或是桌沿，

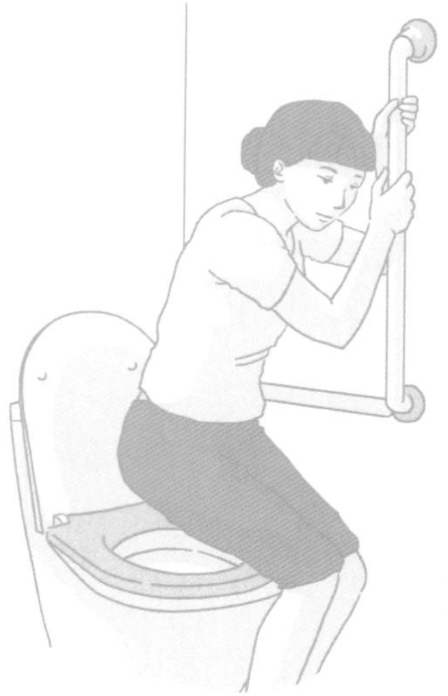

圖 3-5　如廁扶著扶手坐下及站起（側面）。

慢慢坐下或起身，這個原則適用在所有需要坐下或起身的動作。

◆ 爬樓梯

「爬樓梯傷膝蓋」，是最常看到或是聽到的保健警語，其實，只要把握原則，上下樓梯不見得會傷膝！上樓梯時，下肢用力支撐身體的階段，膝蓋是由彎曲到伸直，較不會有問題；反觀下樓梯時，下肢用力支撐身體的階段，膝蓋是由伸直到彎曲，內側皺襞較容易被夾傷。內側皺襞發炎腫脹的患者在下樓梯時，膝蓋骨特別容易夾到內側皺襞，

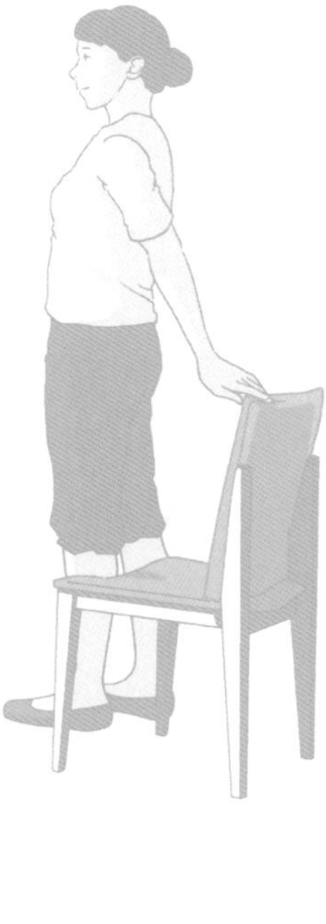

圖 3-6　扶椅背坐下及站起（側面）。

常會痛得聞梯色變，看到樓梯就害怕，就是這個原因。有膝痛問題的人，盡量避免爬樓梯，如果無法避免，建議以膝蓋微彎的姿勢，減少膝關節彎曲的角度，一步一步慢慢爬，並適時以扶手幫忙使力（圖3-7），配合腦中想像的內側皺襞摩擦情景，就能避免傷害了。

◆ 搭公車

等公車時，經常看到因為趕時間而匆匆忙忙上下公車的人，因為急，不自覺的看到公車就急忙衝上去，或是看到有位子就快速的坐下，到站了又急忙

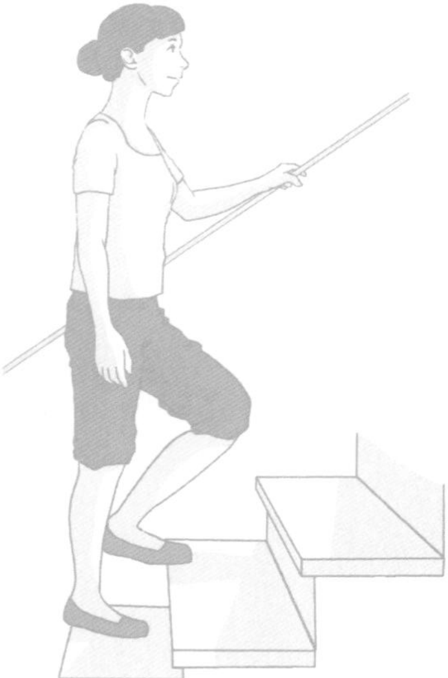

圖 3-7　上下樓梯時膝蓋微彎並扶著扶手（側面）。

站起來，這些動作都可能會讓內側皺襞受到夾擊而發炎。另外，坐車時，為了避免讓膝蓋長時間彎曲超過五十度，最好選擇能讓膝蓋完全打直的位子。筆者看過一篇病例報告：有一位未曾有過膝痛問題的學生，在參加遊覽車長途旅遊後，膝蓋竟然整個腫起來，疼痛難耐，最後證實是內側皺襞急性發炎！其實，這就是因為坐車時，膝蓋長時間維持九十度的彎曲（圖3-8），內側皺襞持續被夾在膝蓋骨與股骨間所造成的腫脹發炎現象。對於急性膝痛的患者，因為內側皺襞發炎腫脹，些微彎曲膝蓋都有可能

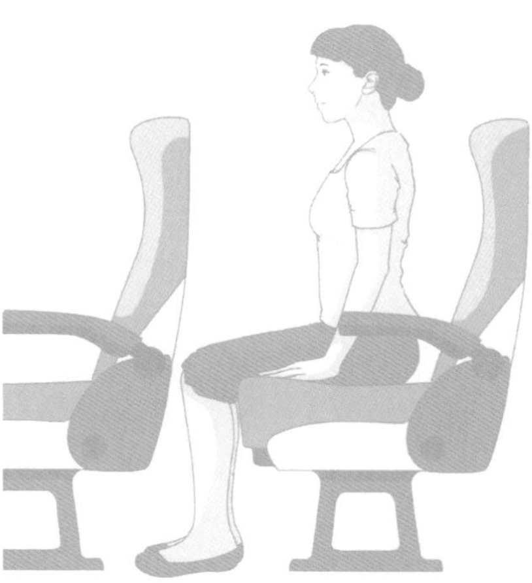

圖 3-8　坐在下肢無法伸直的公車座位（前後座位側面示意圖）。

會夾到內側皺襞而引發疼痛，外出時，建議盡量選擇步行、自用汽車、或是搭乘捷運，避免搭乘公車。

◆自行開車

一般房車的底盤較低，進出時記得要扶住車門，用手的支撐分攤身體的重量（圖3-9），先側坐，再小心地把雙腳移入車內，膝痛的患者可用雙手托著膝窩，一次一隻，慢慢把下肢移入車內。當然，座位較高的休旅車是比較不傷膝的。

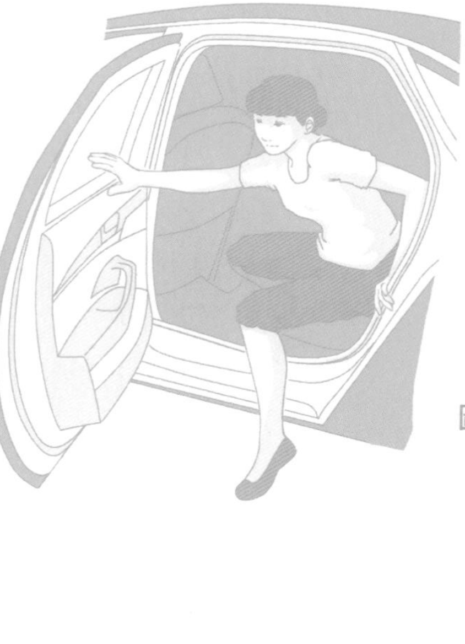

圖 3-9　扶著車門坐入車內（側面）。

◆坐辦公室

「長時間坐辦公桌的上班族，不需從事負重工作，膝蓋比較不容易『退化』」，這是錯誤的觀念！事實上，上班族整天坐在辦公室或是經常上下樓梯，發生「退化性」膝關節炎的機率也很高。坐著辦公時，膝蓋長時間彎曲呈九十度，內側皺襞有如舌頭長時間被上下牙齒咬住般，當然會受到傷害，所以，每隔半小時，要抽空起來走動，或是伸直雙腿，做做簡單的護膝三運動。

◆休閒運動：以健走及動作緩慢的太極拳、瑜伽為主

對於「內側摩擦症候群」患者，推薦的運動是不會因為膝關節彎曲角度過大而傷到膝蓋，又能夠達到運動功效的健走。此外，太極拳、瑜珈或皮拉提斯等伸展或是動作緩慢的運動也可嘗試。

至於球類運動，以膝蓋彎曲／伸直的頻率、速度與角度做為判斷標準。譬如桌球，由於桌面有一定的高度，膝蓋彎曲的角度較少超過三十度，對膝蓋的傷害

低；高爾夫球，膝蓋不需要長時間的重複彎曲與伸直，也是這類患者可以從事的運動。

至於腳踏車或是健身房的飛輪，都需要重複彎曲膝關節，內側皺襞很容易被夾擊而受傷。如果非得騎，坐墊不要過低（圖3-10），盡量調高，以減少膝蓋彎曲的角度（圖3-11），也要注意伸直、彎曲時，肌肉用力與放鬆的節奏（口訣：用力踩下，輕鬆縮回），減少內側皺襞被夾擊、受傷的機會。

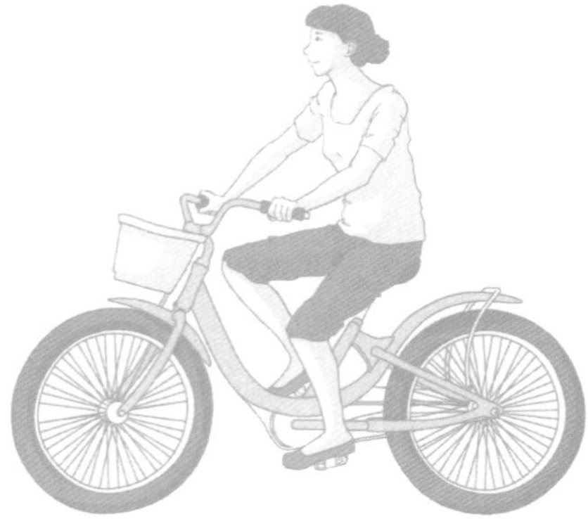

圖 3-10　腳踏車坐墊太低，膝蓋無法伸直（側面）。

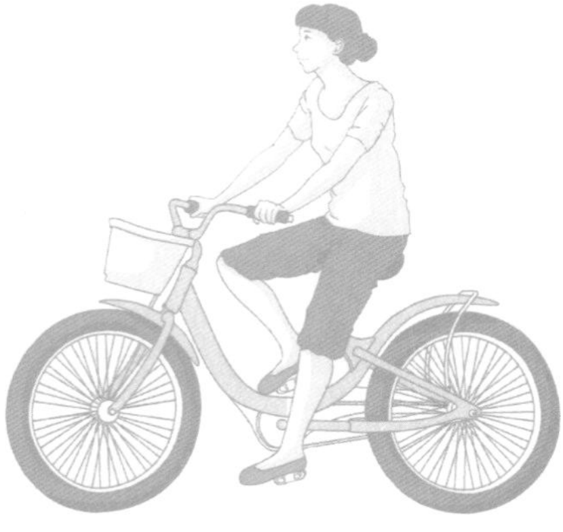

圖 3-11　腳踏車坐墊較高，膝蓋可以伸直（側面）。

游泳是很好的運動，不過，膝痛時，盡量避免蛙式（圖3-12），以免因為膝蓋重複彎曲而使症狀惡化，如果只會蛙式，可試著調整節奏以及下肢用力方式，在快速踢腿夾腿後，緩慢而輕鬆的縮回雙腿，避免在屈膝時夾擊內側皺襞。自由式較適合（圖3-13），標準的自由式是靠大腿上下擺動帶動小腿，膝蓋彎曲角度不大，既不傷膝蓋，又能達到充分的運動效果。

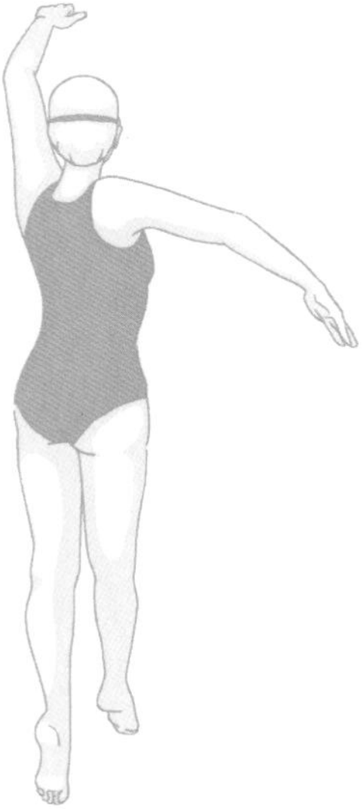
圖 3-13　自由式泳姿（俯瞰）。

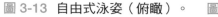

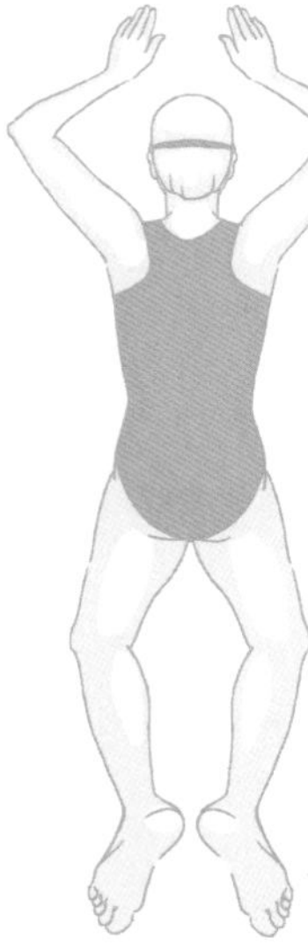
圖 3-12　蛙式泳姿（俯瞰）。

爬山並非禁忌，可參考爬樓梯的原則，爬坡的時候，保持膝關節微彎，較不會有反覆伸直彎曲的動作。步伐加大也可降低膝蓋彎曲的角度；下坡也是同樣的原則，動作放慢，側著身子走更好，此外，不要忘記攜帶登山杖做為輔助（圖3-14）。「內側摩擦症候群」的患者最好是選擇坡度平緩、階梯少、階梯間距大的步道。

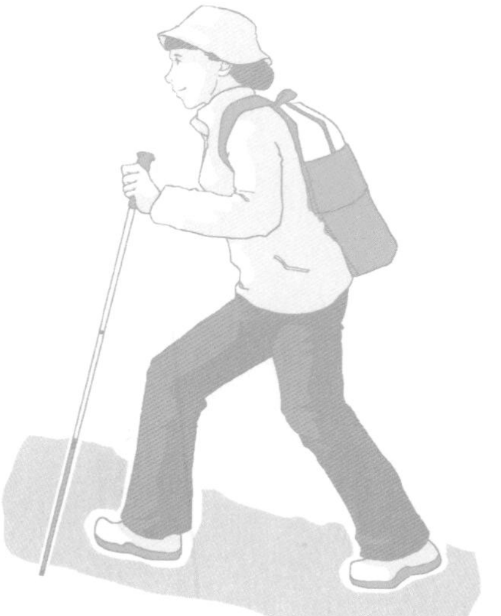

圖 3-14 持登山杖微彎膝蓋上下山路（側面）。

超簡單健康促進操：護膝3運動

針對膝痛患者，筆者設計了一套簡單方便的膝關節健康促進操，只有三組動作，一組是鍛鍊肌力（圖3-15），另外兩組則能增加膝關節的靈活度（圖3-16、3-17）。加強關節附近的肌力，可以增加關節的動態穩定性，對軟骨有很好的保護效果。增加關節靈活度則是為了要降低軟骨之間的靜態壓力。長期膝痛的患者，因為關節囊重複發炎而失去彈性，軟骨之間的靜態壓力逐漸增加，導致軟骨崩解而「退化」（如同皮膚長期受壓產生的褥瘡）。確實執行護膝三運動，可以有效增進軟骨健康，預防膝關節「退化」。

◆運動一：直抬腿

此運動目的是強化股四頭肌力量，確保膝關節的穩定性，從而達到保護軟骨的效果。坐在有靠背的穩固椅子上，單腿伸直抬高，腳踝勾向身體方向，保持十秒後放鬆二至三秒然後放下，雙腿各做十次，每日四回。

◆運動二：壓膝

此運動有助於糾正膝關節因長期疼痛導致的屈曲狀態，改善膝關節活動的靈活性，同時降低軟骨間的靜態壓力。坐在椅子上，將小腿放在另一張高度相同的椅子上，讓膝關節下方懸空。用雙手穩定壓住膝關節，直到後膝窩有拉伸甚至痠痛的感覺，保持十秒後再放鬆，雙腿交替進行，每日四回，每回十次，每次保持十秒。

◆運動三：抱膝

此運動目的在維持膝關節的靈活度，除了一般民眾的日常保健，對於接受過膝關節手術的病人尤其重要。可以有效預防手術後疤痕過度纖維化，並減輕軟骨間的靜態壓力。一般民眾可坐在椅子上做，剛動過手術的病人，建議坐在床上進

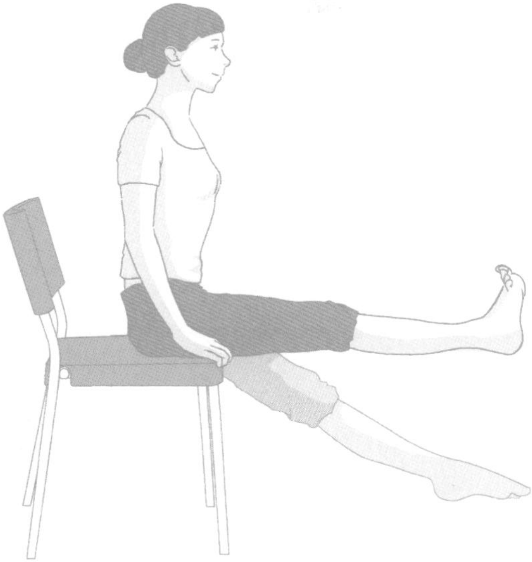

圖 3-15 股四頭肌強化運動。

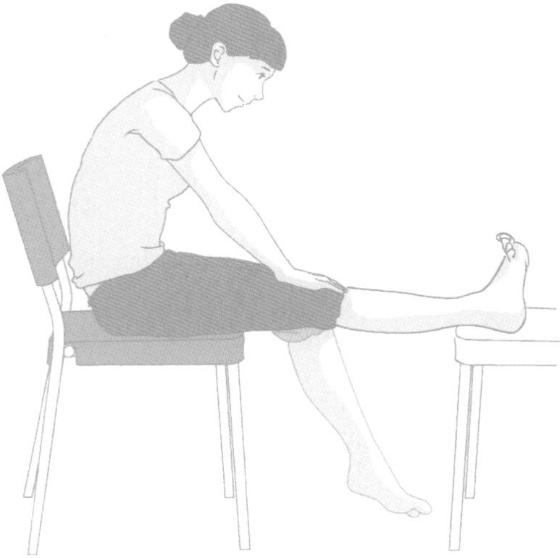

圖 3-16 壓膝運動。

行，臀部盡量靠近椅背或牆壁，雙手緩慢將大腿拉向身體，當感到緊繃或輕微疼痛時，雙手固定在小腿上，保持十秒後，逐漸增加彎曲角度，每日四回，每回一次，每次持續三十秒至二分鐘。

透過這三項運動，能加強膝關節周圍的肌肉力量，提高穩定性及靈活度，可以有效的預防和減緩膝關節相關病症。

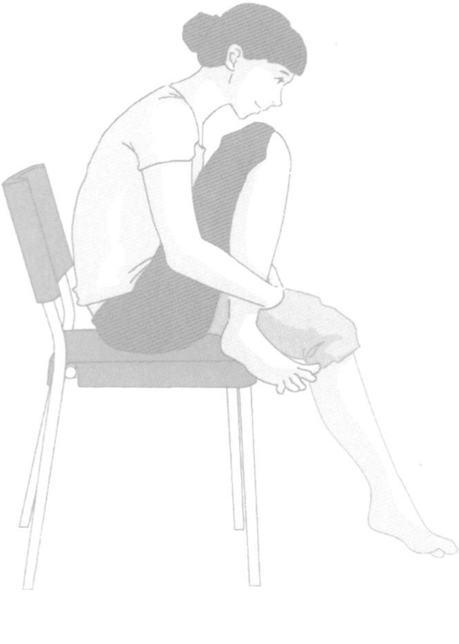

圖 3-17　抱膝運動。

膝關節運動與保健盲點

以下，是一般民眾對於運動及日常保健常見的十個盲點：

盲點一　跑步或搬重物會損傷膝蓋?!

認為跑步會傷膝蓋是很普遍的想法，其實關節軟骨是可以承受像跑步這種產生間歇壓力的組織。軟骨有如海綿，著地時產生的壓力，會將軟骨內的水分和養分擠出來，離地時壓力解除，被擠壓的軟骨恢復原狀並將養分與水分吸收回軟骨內部。因此，跑步不但不傷膝，還可促進軟骨的新陳代謝，讓膝蓋更健康。

軟骨沒有神經細胞，沒有痛覺，跑步引起的膝痛，是源於韌帶過度拉扯、使用過度的發炎現象，和軟骨無關。結構正常無損的膝關節，不會因為跑步而造成膝關節軟骨的損傷。

搬重物也常被認為會傷膝蓋，事實上，除非膝關節已經受損、變形，負重才會加重傷害。如前所述，間歇的壓力對膝蓋軟骨是好的，但記得負重彎曲膝蓋時，動作要緩慢，以避免傷到韌帶及其他軟組織（如內側皺襞）。

盲點二　爬樓梯時膝蓋因為承壓而傷害軟骨?!

近年因能源危機公務機關帶頭爬樓梯，並請醫界背書，以「爬樓梯有增進心肺功能、鍛鍊肌耐力的效果」的說法鼓勵民眾效法。不過，爬樓梯可能傷膝蓋是眾所周知的常識，醫界多以「軟骨會承受數倍體重」的「壓力說」來解釋。

事實上，間歇的壓力對軟骨組織的新陳代謝是有益無害的，爬樓梯時，重複彎曲膝蓋產生的「內側摩擦現象」，才是傷害軟骨的主因。因此，對於已被診斷為「退化性」膝關節炎的病患，爬樓梯會因重複彎曲而增加摩擦次數，讓病情惡化，並非合適的運動。如果非得爬，建議以膝蓋微彎的姿勢，減少膝關節彎曲的角度，一步一步慢慢爬，並以扶手幫忙減輕負重，配合腦中想像的內側皺襞摩擦影像，就能避免傷害了。

盲點三 下樓梯比上樓梯更傷膝蓋?!

多數醫師從力學的角度來解釋為什麼上下樓梯會傷害膝蓋，說法是：上樓梯時膝蓋承受的壓力是體重的五倍；下樓梯時膝蓋承受的壓力則是體重的七倍，所以爬樓梯會傷膝蓋，而且下樓梯比上樓梯更傷膝蓋。

然而，根據我們的研究，下樓梯會比上樓梯對膝蓋造成更大傷害，與膝蓋的承重無關（如前所述，間歇的壓力可以促進關節軟骨的新陳代謝，反而是有益的），而是與膝關節彎曲時是否夾擊內側皺襞有關。上樓梯時，承重的腳，膝蓋是從彎曲到伸直，原本被夾住的內側皺襞在這樣的動作下是被解放的；下樓梯時剛好相反，承重的腳，膝蓋是從伸直到彎曲，除非能緩慢彎曲（需要夠強壯的股四頭肌），內側皺襞很容易會被夾擊而造成傷害。膝痛的人害怕下樓梯，就是這個原因！

盲點四　蹲、跪、盤坐會傷害膝蓋?!

這也是與彎曲角度及速度有關的問題，蹲或跪的時候，只要過程慢，膝關節彎曲的角度再大，也不至於傷害膝蓋。膝蓋彎曲的角度超過一百二十度時，內側皺襞會滑到旁邊，除非是異常寬大的內側皺襞，否則，並不會被膝蓋骨夾擊；同樣的道理，盤坐時膝蓋彎曲的角度也是大於一百二十度，內側皺襞並不會被膝蓋骨夾擊，反而有增加關節柔軟度的效果。因此，只要動作緩慢，蹲、跪、或盤腿，都不會傷害膝關節。

盲點五　游泳是最適合膝蓋復健的運動?!

許多醫師推薦膝痛的病人游泳，認為水的浮力可以減輕體重對膝關節的壓力。其實，重點是在游泳的姿勢，游蛙式時，需要重複彎曲膝關節，若不瞭解正確的用力節奏（快踢慢縮），反而會因為過度彎曲而產生「內側摩擦症候群」。自由式雖不傷膝，若姿勢不正確，重複以屈膝的方式打水，同樣也會因為重複摩擦而產生「內側摩擦症候群」。因此，重點是要瞭解並且使用正確的姿勢，減少「內側摩擦現象」造成的損傷。

盲點六 騎腳踏車能增加膝關節活動能量?!

「退化性」膝關節炎的病患若是騎腳踏車，也會因為重複彎曲而增加內側摩擦次數，讓情況惡化，並非合適的運動。

「內側摩擦現象」普遍存在，健康民眾若習慣以腳踏車代步或運動，最好能注意姿勢，盡可能調高椅墊，以減少膝關節彎曲的角度，也要調整正確的肌肉用力節奏（用力踩下、放鬆縮回），預防過度彎曲膝蓋產生的「內側摩擦症候群」。

盲點七 甩腿能增加膝關節靈活度?!

甩腿的動作，會因重複急遽的彎曲而增加摩擦及夾擊內側皺襞的次數，讓「退化性」膝關節炎的情況惡化，並非合適的運動，建議改以溫和的抱膝運動得到相同效果。

盲點八 為了保養已受損的膝關節，要減少運動或者停止運動，有空就該坐著休息?!

被診斷為「退化性」膝關節炎的病患，不是要減少運動或停止運動，而是要適度的運動，重點是要知道如何運動不傷膝！例如，健走和跑步是最適合的運動。但是應避免爬山、爬樓梯、騎腳踏車、游蛙式……等膝關節重複彎曲超過五十度的運動。

膝痛的病患，直覺「坐著休息」是理所當然的。無需勞動，採長時間坐姿的上班族也被誤認為是「退化性」膝關節炎的低好發族群。

事實上，長時間的屈膝坐姿（九十度左右的屈膝），會因「內側皺襞」被兩側軟骨長時間夾擊，而讓「內側摩擦症候群」的症狀加重，因此，適度、定時的活動膝關節，才是正確的護膝原則。

盲點九 穿矯正鞋或護膝能延緩膝關節「退化」?!

矯正鞋的設計及運用概念，是源自「重力的作用是造成軟骨『退化』的主要原因」這一派學者的理論，希望能以適當角度的楔型鞋墊改變行走時的身體重心，進而減輕膝關節受損部位的受力，達到治療的效果。

護膝一般是在運動傷害後軟組織受損，或因韌帶受傷需要保護的情況下使用的。平時，尤其在冬天，倒是有保暖作用，可隨喜好使用。對於「退化性」膝關節炎的病患，在發炎腫脹的急性期使用，可能會因為束縛壓力的增加而增加不適感。已產生變形的病患，可以使用「減壓型護膝」來分攤膝關節的受力以減輕症狀。不過，對於尚未變形的患者，就沒有積極意義了。

穿矯正鞋或護膝或許可以減輕疼痛，但它們並沒有治療膝關節內部破壞因素（如「內側摩擦現象」）的功能，也沒有延緩「退化」的治療效果！

盲點十 加足弓墊就能解決膝蓋疼痛的問題?!

坊間有很多根據力學原理演變出來的治療方法，其中有一種說法是如果足弓的高度與弧度不正常，長期與地面硬碰硬，會導致腳底疼痛，再延伸到膝蓋和腰的疼痛，因此建議在鞋內放足弓墊，其作用是支撐足弓，並可吸震。不過，文獻報告正反意見不相上下，並無明確的結論支持足弓墊的療效。

第4章

醫學界的誤解

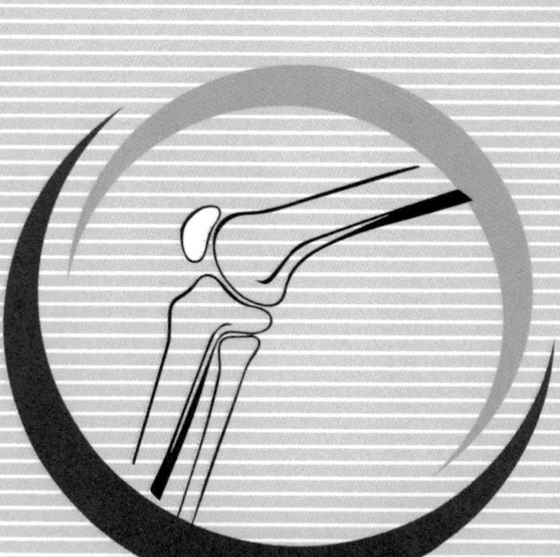

法國啟蒙時代思想家伏爾泰（Voltaire）曾說：「對於新的理論，人們說它不是真的；經過一段時間，當它被證實是真的，人們卻說它並不重要；再經過一段時日，當它被證明是重要的，人們就又說它不再是新的了！[1]」

回憶有關「退化性」膝關節炎致病機轉與治療理念的建構及推廣，無論是醫學雜誌投稿過程、或是在諸多國際會議場合發表之所見，此一創新理念，的確不易被醫界接受。

實證醫學的阻礙

「實證醫學」或「證據醫學」（Evidence-Based Medicine, EBM，又稱Evidence-Based Practice, EBP），是為了提升病患醫療照護品質發展出來的整體

1 Whenever something is new,
people say it is not true.
As time goes on and it is proven to be true,
people say it is not important.
As time goes on and it is proven to be important,
people say it is not new anymore!
—Voltaire, 1694~1778

觀念，強調任何醫療行為或決定均應有確切的科學根據[2]。其立意是：結合「最佳的科學文獻證據」、「醫師的臨床經驗」以及「病患的選擇」，形成三合一的診斷或治療聯合陣線，共同面對疾病，以得到最佳醫療成果。

在這知識爆炸的時代，醫學論文以每天數千篇的速度增加，想從中快速找到足以採信、運用的答案，何其困難？實證醫學的觀念及尋找文獻中最佳證據的方法，對於每天面對病患、不斷碰到當下無法確切回答或處理問題的醫療人員，確實助益頗大。

所謂一刀兩刃，實證醫學常不自覺的被不當運用，在臨床研究及論文審核時的被過度強調，反而阻礙了創新理念的發表；相反的，若有幸擁有被其加持過的研究成果，即如握有尚方寶劍，將橫行無阻！這樣的現象，對整體醫療生態的影響，尚難評估。

筆者曾經受邀參加一場以人工膝關節置換為主題的專題研討會，並發表有關「單一關節面整型手術（本書稱為「微重建手術」）」的演講。席間，有機會聆聽國內外骨科界菁英對「退化性」膝關節炎的治療經驗及看法，感覺上，「實證醫學」似乎已悄悄對這領域的醫療生態產生了不良影響。

◆其一

會議一開始的暖身題——「關節鏡手術仍是『退化性』膝關節炎的治療選項嗎？」由來自臺灣執牛耳的首都醫學中心專家開講。短短幾分鐘的演講，以驚悚

2 此觀念雖可追溯至古希臘時代，但直到一九七二年，蘇格蘭流行病學教授 Archie Cochrane 寫了一本討論醫療品質的書《Effectiveness and Efficiency: Random Reflections on Health Services》，並竭力推展他的理念，才逐漸受到醫界關注。一九九三年，以分析醫學論文並整理成資料庫為目標的 Cochrane Collaboration（現名 Cochrane）在倫敦成立。數年間，逐漸發展成全球性組織，目前分布在一百個國家的將近三萬名專業志工，持續對數量成級數增加的醫學論文做客觀分析，整理成一篇篇證據醫學論文，定期發表於專屬雜誌，成為舉世公認的最佳醫學證據來源。其間，加拿大 McMaster University 的 David Sackett 及 Gordon Guyatt 研究團隊進一步把尋找最佳證據的方法訂出一套具體化的標準流程，並在一九九二年發表論文，醫學界至此方才出現了「實證醫學」（Evidence-Based Medicine）這個名詞。

的結尾結束，演講最後一張幻燈片定格在關節鏡手術被畫了個大叉叉！頓時，在座喜好關節置換一族掌聲雷動。

面對這樣的情景，雖說早有心理準備，但對研發並親身體驗「關節鏡軟骨再生促進手術」為無數病患重建快樂生活的筆者來說，仍有被羞辱的強烈感覺。

筆者想述說的重點是，這位「專家」將關節鏡手術治療「退化性」膝關節炎畫了個大叉叉，並宣判死刑，但他的依據僅僅是Moseley二〇〇二年發表在《新英格蘭期刊》（*New England Journal of Medicine*）上備受爭議的著名論文〈A Controlled Trial of Arthroscopic Surgery for Osteoarthritis of the Knee〉。

摘要這篇論文的重點：將一百八十名「退化性」膝關節炎患者隨機分成三組，實驗組接受正式的關節鏡清創（六十名）或沖洗手術（六十名），對照組（六十名）接受只刺穿皮膚並未放入關節鏡的假手術，術後追蹤一年，結果發現，無論是關節鏡清創或是沖洗手術，都無法得到比對照組的假手術更好的結果，在某些時間點，受試者對假手術的療效評價甚至超越關節鏡清創手術！

若以「實證醫學」的標準觀之，這篇中規中矩的論文真可被歸類為無懈可擊的高可信度證據，也因此，不到十五年，被引用了一千七百八十六次，成為風雲論文（如同當天的開幕演講，引用它，是最適合的）！使得美國骨科醫學會（AAOS）在其「退化性」膝關節炎治療指引之中，將關節鏡清創手術列入沒有積極療效的手術，反對執行，影響所及，即便隔了個太平洋，也無法倖免！

二〇一一年，我在西班牙Sitges的ICRS年會，有幸一睹Moseley的廬山真面目。Moseley受邀演講老調重彈，才開始講到結論處，臺下麥克風前早已排了十幾位專家，個個摩拳擦掌，準備提出質問；看著Moseley被圍剿，招架不住，最後甚至轉成虛與委蛇，強詞奪理，讓人不勝唏噓。

此情此景，對照當天完美的開場鋪陳，再想到自己提出與傳統關節鏡手術完全不同的「關節鏡軟骨再生促進手術」竟受牽連，歷經八年艱辛才被雜誌接受刊登的過程，怎不令人唏噓？這不正是筆者在前面提到「若有幸擁有被『實證醫學』加持過的研究成果，即如握有尚方寶劍，將橫行無阻」的最佳實例嗎？

◆其二

「實證醫學」把缺少對照組的臨床治療相關研究論文歸入證據力極低的等級，一般雜誌也因此傾向拒絕刊登這類論文。以「關節鏡軟骨再生促進手術」為例，雖然多年臨床經驗已讓筆者確信，它是治療「退化性」膝關節炎正確而有效的方法，然而，病患畢竟不同於實驗鼠，怎麼忍心勸說一組病人自願不接受這項治療並且觀察三年，以失去黃金治療時效與自身健康為代價充當對照組與實驗組（接受治療者）做比較呢？

過去幾年在國內外醫學會發表相關論文的經驗，讓筆者見識到，「實證醫學」已被多數同儕當成自我防衛的堅硬「烏龜殼」，一句時髦的「你的研究沒有對照組」，就全盤否定了筆者提出的新理念，多數人在表達了如此簡短的評論後，就又迅速躲回安全的主流觀念裡去了。因此，這類論文想進一步被醫學雜誌接受並刊登，自然困難重重！這也是「關節鏡軟骨再生促進手術」難以在醫界推廣的主因。

◆其三

會中，國內專科菁英對「關節鏡軟骨再生促進手術」的完全陌生，本在意料之中；然而，更讓筆者驚訝的是，大部分同儕對於「單一關節面整型手術（本書稱為「微重建手術」）」的看法，竟然停留在二十年前，是抱持反對意見，絲毫沒有跟上時代與時俱進！還認為，膝關節會持續「退化」，沒有必要讓病人在接受「全膝關節置換手術」之前多開一次刀。

如此偏頗的觀念，反映了人性的另一弱點：選用有利自己熟悉技術的正面「最佳科學文獻證據」來說服病患（如接受「全膝關節置換手術」）；再挑負面的「最佳科學文獻證據」來貶低自己不熟悉或較困難、不易學習的技術來自我安慰（如利用 Moseley 的論文來反對「關節鏡軟骨再生促進手術」）。這樣的現象，在需要特殊技術訓練的外科領域尤其明顯！

以上這些觀察，不禁令筆者為廣大的「退化性」膝關節炎病友捏了把冷汗。

回頭再看看「實證醫學」的原意，應該是：結合「最佳的科學文獻證據」、「醫師的臨床經驗」以及「病患的選擇」，形成三合一的診斷或治療聯合陣線，共同面對疾病，以得到最佳醫療成果。

這樣的精神，已經融合了強調「病人自主」、「知情同意」的醫學倫理概念；也就是說，病患在做選擇之前，理應完全瞭解（知情）各選項的優缺點，才能在自主的狀況下「同意」接受該項治療。

然而，以「退化性」膝關節炎的手術治療為例，事實狀況又是如何呢？當患者在接受保守的藥物及復健治療無效後，理論上，醫師會根據「最佳的科學文獻證據」告知手術治療的選項及優缺點。但是，在目前以「實證醫學」的高標準要求下，有多少證據會像「關節鏡軟骨再生促進手術」般，因無法在重要學術雜誌上曝光而不為醫界知曉？

此外，根據統計，在與醫師的互動中，有高達八十％的病患是完全信任醫師的，扣除另外十％「自暴自棄」的消極族群，只剩十％的病患是會積極而自主的尋找更多資訊或意見，可是，有能力在浩瀚的知識領域找到「最佳科學文獻證據」的民眾又有多少？也因此，所謂「最佳的科學文獻證據」，絕大部分是由醫師單方面提供的！

那麼，有關手術治療「退化性」膝關節炎的「最佳科學文獻證據」在哪裡呢？

在親眼目睹 Moseley 的窘態，又經歷首都那場「高格調」的專業論壇後，我也迷惘了……

回歸正題，還是要強調，「實證醫學」的原意是非常單純而正面的，目標在：共同面對疾病，以得到最佳醫療成果，提升生活品質。對於「退化性」膝關節炎的手術治療選擇（關節鏡軟骨再生促進手術、高位脛骨矯骨手術、單一關節面整型手術、全膝關節置換手術），似乎，仍可遵循「實證醫學」的原則，得到以下結論：

只有當一位骨科醫師熟練上述所有的手術治療技術，並累積足夠的臨床經驗後，才能非片面選擇性的提供客觀的「最佳科學證據」；再根據每位病患的生理、心理、家庭及社經狀況，為病患及其家屬分析各種治療方式的優缺點；最後，再由病患依自由意志，選擇他認為最適當的手術方式。

「眼見為信」，文字一千，不如圖片一張，實際的影像，勝過千張圖。筆者何其有幸，在手術室執刀的日子，無論是直接目視，或是透過關節鏡，得以仔細觀察膝關節內部的光陰刻痕。有很多機會，一天之中，就能觀察到青壯年、中年、老年，不同性別、年齡層的軟骨病變，數以千計的膝關節，似乎都在向我訴說著同一個故事的某個片段；而我，日積月累，終能慢慢拼湊出它們「退化」過程的全貌。

傳統治療隱藏的風險

對於「退化性」膝關節炎，醫界因為不瞭解致病機轉，習以為常的對慢性、復發性膝痛的患者執行目前被普遍認可的保守治療，這種現況，隱藏著三大危機：

* 無法徹底解除反覆發生的症狀。
* 雖然症狀可藉由各種保守治療得到緩解，但是膝關節內的軟骨仍在繼續破壞中。
* 可能因此延誤病情而錯過治癒的黃金時機。

治病如同作戰，不知敵人在哪裡，如何致勝？因此，醫師是否瞭解「退化性」膝關節炎的致病機轉，是他能否治癒這頑固疾病的關鍵。遺憾的是，醫界接受新觀念的速度，受限於體制內的種種桎梏，曠日廢時。絕大部分的醫師仍是讓求助者進入日復一日、年復一年，無法回頭的傳統療程：首先使用消炎止痛藥↓轉至葡萄糖胺和軟骨素治療↓接著是注射關節液（玻尿酸）↓血小板濃縮製劑（PRP）治療↓如果病情未見改善，可能會進行關節鏡清洗（無目標的清創手術）↓高位脛骨矯骨手術（拖延置換關節時間）↓最終可能就需要進行人工關節置換手術了。

當我們瞭解「內側摩擦現象」是「退化性」膝關節炎的重要病因後，上述傳統療程的消極、不合邏輯，昭然若揭！但醫界因為有著嚴謹而保守的內部規範，並不是很容易接受我們所推廣的創新理念，也產生不少誤解：

誤解一 中老年的膝痛病患，絕大部分是罹患了「退化性」膝關節炎，「退化」程度只會越來越嚴重，病程不可能逆轉，只能以傳統療程治療。

【說明】

如第二章所述，中老年人的膝痛，有九十五％是內側皺襞引起的「內側摩擦現象」造成的。令人興奮的是：「內側摩擦現象」可以用「關節鏡內側放鬆手術」做有效的治療進而阻止關節軟骨繼續「退化」。

也就是說：如果能提早發現、確定診斷出「內側摩擦現象」，「退化性」膝關節炎是有希望治癒的！如果病患因長期、反覆性膝痛而被診斷為「退化性」膝關節炎，在走入傳統療程的不歸路之前，請記得問問醫師：我是否有「內側摩擦現象」？可以用「關節鏡內側放鬆術」根治嗎？

圖4-1是接受傳統療程治療一年之後，從第二期變成第三期，內側關節間隙變

窄且長出骨刺。

相對的，圖4-2是我們以「關節鏡內側放鬆手術」—治療「內側摩擦現象」一年後得到的效果，可看到下圖關節間隙明顯張開，表示軟骨恢復健康，「退化」已被扭轉了！

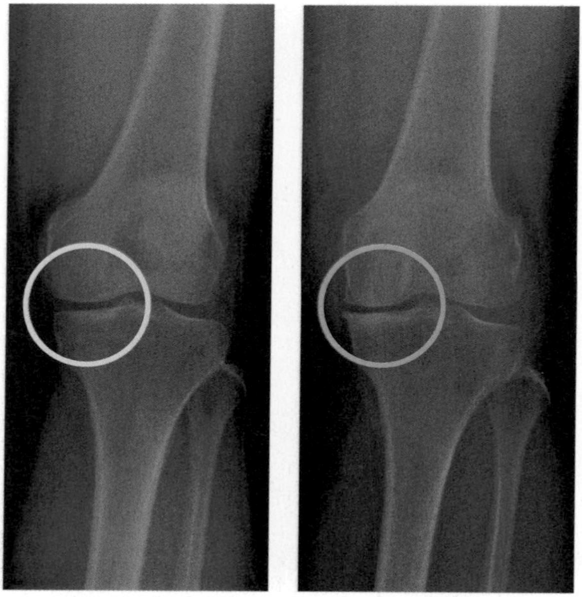

2014 年　　2015 年

圖 4-1　傳統治療一年後，病情由第二期進展至第三期，伴隨內側關節間隙縮窄和骨刺形成。

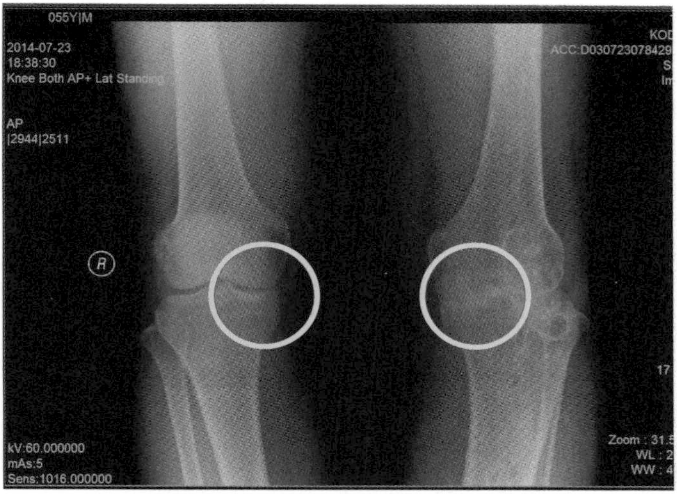

2014-07-23，手術前

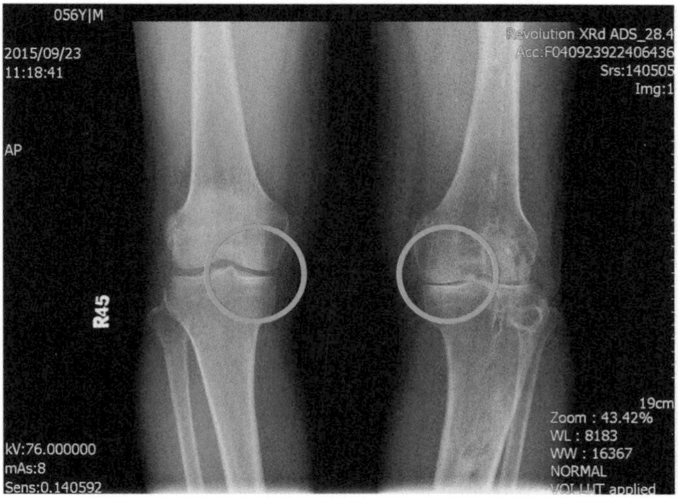

圖 4-2　2015-09-23，手術後一年，兩膝內側關節間隙明顯張開。

誤解二 膝關節軟骨的破壞「退化」，主要是力量分配不均，過大的壓力造成的。

【說明】

軟骨組織因為承受超過負荷的壓力而受損無法適時修復，被認為是膝關節「退化」的最主要原因。研究者認為導致不當壓力的原因有：先天或後天病理性骨架不正（O型腿、X型腿）、過度的外力作用（外傷、負重的工作）、肥胖、關節附近的支撐肌肉肌力不足或萎縮（肌肉疾病或神經系統受損）。

不過，絕大部分罹患者並無以上狀況，又該如何解釋呢？由於「退化性」膝關節炎較常發生在內側腔室，骨科界便普遍認為，人體在站立或行走時，由於骨盆腔的寬度（女性尤其顯著），體重的中心線會通過膝關節內側腔，造成內外壓力不均而導致軟骨「退化」，也因此，在人工關節發展成熟之前，「高位脛骨矯骨手術」曾經是「退化性」膝關節炎重要的治療方式。

化」。更何況，這樣的論述，稍加思考，矛盾多多！

然而，事實卻證明，「高位脛骨矯骨手術」並無法完全阻止膝關節繼續「退

其一：無論是上帝造人、或是自然演化，人類的骨架為何會有如此自我損毀的嚴重缺失？

其二：軟骨一如骨骼，承受壓力是它的主要任務，理應有「用進廢退，越挫越勇」的生理特性，壓力何以反而成為它的剋星？

其三：若壓力說屬實，為何單位面積承受更大壓力的踝關節，鮮少有「退化」的問題？

一般來說，軟骨能承受走路或跑步等間歇施予的壓力，這種形式的壓力有幫浦作用，不但不會破壞軟骨，反而能增加關節液的滲透，促進軟骨新陳代謝。只有在過大的壓力持續存在的情況下，才會導致軟骨破壞崩解。

仔細想想日常生活的各種活動，需要長時間保持站立不動、讓膝關節軟骨持續受壓的機會，微乎其微。

因此，過大的壓力造成軟骨「退化」的說法，似乎有些牽強！

誤解三　內側皺襞這麼軟的組織，怎可能造成骨骼變形？若內側皺襞果真是引起膝關節「退化」的元凶，那把它清除不就解決問題了？這不是所有骨科醫師都會、而且經常做的關節鏡小手術嗎？

【說明】

有民眾在某開放性論壇問到：

我在網路上搜尋到「退化性」關節炎目前有「關節鏡軟骨再生促進手術」可以在不換人工關節的情況下有機會治癒，目前是否只有慈濟醫院的×××醫師有做這樣的手術，還是有其他的醫師或醫療院所也有做這樣的手術，麻煩各位先進是否有這方面的訊息可以告知，萬分感激，謝謝！

從網路上的回覆，可以看出醫界同儕對「關節鏡軟骨再生促進手術」的質疑：

◆醫師一回覆貼文

看起來就一般的關節鏡小手術，講的跟什麼神一樣，現在一般單純的清關節，我們這裡都不太做，根本沒效！講得好像全球第一人，第一大發現，還讓我以為是不是太久沒做功課，落伍了！

特別去查了一下，所有醫學期刊提都沒提到！他做的我沒特別詳細看，等到他真的成功，臨床研究成效被認可，那時候再來討論也不遲。

最難忍受這種畫大餅的做法，害我整天聽病人說：「聽說」，還要浪費我的時間教導正確觀念：「軟骨不會修復！不能再生！」

◆醫師二回覆貼文

這個歪理造成我很大的困擾！這樣說好了：一個病人來看我，診斷以後告訴她病因跟治療方式，大多數聽了很震驚，不能接受事實，也就是說，覺得自己還年輕，不能接受往後的日子要每天這樣不舒服，然後開始懷疑我誤診，要不然就說她有聽過什麼什麼治療方法，問我有沒有聽過（就像這個畫大餅誤導民眾的奇怪治療！）。這時候我只好給病人上一課，說為什麼她聽到的那個方法不奏效，上完以後，病人還是半信半疑（不能接受連最後的希望都成空，認為是不是我的知識落伍了）。小則是病人的質疑，大則是病人不回診，副作用是我整天講一樣的事，因為一些白痴在那詐騙！

你說我工作十年，每天重複至少幾次的事，我能不生氣嗎？關節炎人口非常普遍，這幾年二、三十歲的病人都有，當然不侷限於膝蓋。關節再生？請他在下一個 Medical Conference 發表，如果沒有，不要在那散發謠言誤導，造成別的醫生看診的不便！

◆醫師三回覆貼文

我曾在骨科醫學會聽過呂紹睿主任的案例報告，呂主任的理論是認為內側皺襞會造成褶襞和股骨內側的摩擦（事實），導致股骨內側軟骨損傷（事實），這種損傷可能會導致關節內的發炎反應增加再造成其他軟骨的發炎（？？？），基本上，我只能說，「退化性」膝關節炎的成因很多，年紀、運動習慣、體重、解剖構造等，要把膝關節「退化」的成因歸於單純由內側皺襞造成，認為清除內側皺襞就可以預防，甚至「治療」已經發生的「退化性」關節炎，實在是令人匪夷所思！

◆醫師四回覆貼文

在這個網路資訊發達的時代，醫師間的交流也十分頻繁迅速。若有人發表一些獨有的創見，卻沒有其他同儕的認同，可能要分辨一下，到底是「眾人皆醉他獨醒」、還是只是為了宣傳而已？

◆醫師五回覆貼文

「內側皺襞」就是 Medial Plica，大部分好發於膝關節內的臏骨內側，請相信我，清除內側皺襞是最最最簡單的膝關節鏡手術，根本毫無難度可言，是一個只要會最基本膝關節鏡技巧的醫師甚至總醫師就會做的手術，我們也常常在做內側皺襞的關節鏡切除，但是通常是因為要進行其他手術，發現病人有內側皺襞的情形順便做的。

綜合以上，醫界對「關節鏡軟骨再生促進手術」有兩大誤解：

＊非關節鏡手術專家（一般醫師或非專攻關節鏡手術的骨科醫師）會直覺的認為它是換湯不換藥，只是把傳統各種已被證實只有短暫療效，治療「退化性」膝關節炎的關節鏡手術（包括沖洗術、清創術、軟骨磨整術、骨鑽孔術、半月軟骨部分切除術、外側放鬆術、滑膜切除術）重新包裝、譁眾

取寵的術式（如醫師一所言）。

*對我們提出的「內側摩擦現象」導致軟骨持續破壞而造成膝關節「退化」的理論未深入瞭解而不相信（如醫師三所言），或是一知半解，以為這只是一個清除「內側皺襞」的簡單手術（如醫師五所言）而已。

事實上，「關節鏡軟骨再生促進手術」是非常典型而成功的「轉譯研究（Translational Research）」成果的臨床運用。它起始於臨床上一個偶然的發現——病患因為移除「內側摩擦現象」，結果減輕了「退化性」膝關節炎的症狀！為了加以證明，筆者在歷經十五年的基礎及臨床研究後，一共發表了十六篇論文，是一個有紮實理論基礎及實際治療成果，能精準解除所謂「退化性」膝關節炎致病原因的關鍵技術。其主要治療目標是：

*內側放鬆術：移除肥厚、纖維化的內側皺襞。調節並釋放內側關節面之

間，因「內側皺襞」長期反覆發炎所引起的過度張力，以解除關節面軟骨所承受的不當壓力。

＊外側放鬆術：調節並釋放外側關節面之間，因軟組織長期反覆發炎所引起的過度張力，以解除關節面軟骨所承受的不當壓力。

＊移除任何膝關節內的異常摩擦（如軟骨碎片，破裂的半月軟骨）或夾擊現象（如發炎腫脹變厚的滑膜囊）。

＊清除膝關節內所有會引起軟骨崩解的肥厚發炎滑膜囊。

其中，「內側放鬆術」是解除「內側摩擦現象」的關鍵技術，要在狹窄的空間內進行這項精細手術，需要豐富的經驗及高度的技術要求，絕非如醫師五所言：「清除內側皺襞是最最簡單的膝關節鏡手術，根本毫無難度可言，是一個只要會最基本膝關節鏡技巧的醫師甚至總醫師就會做的手術」。

因此，能主導「關節鏡軟骨再生促進手術」的骨科醫師，需具備以下條件：

＊能摒除傳統觀念、認同並重新建構新的思維。
＊熟練並能確實執行「內側放鬆術」這項關鍵手術。
＊有內科醫師的耐心，願意長期追蹤病患並教導適當的保健知識。

誤解四 「單一關節面整型手術」（俗稱半人工關節置換，本書稱為「微重建手術」），無法完整治療「退化性」膝關節炎，整個關節還是會繼續「退化」。

【說明】

「單一關節面整型手術」，是一種與「全膝關節置換手術」完全不同的治療方式，並非「只換一半」這種負面的說法。以大家熟悉的牙齒為例，「單一關節面整型手術」就如同補牙或是裝牙套，「全膝關節置換手術」就好似植牙。

當膝關節只有部分受損時，它是非常適合的治療方式，破壞少、恢復快、滿意度高、能讓膝關節的功能完全恢復。

相較於「全膝關節置換手術」必須切除關節內部所有組織，「單一關節面整型手術」只需處理受損的關節面，對膝關節的影響與破壞，也較輕微，能讓關節保存正常的生理功能。不過，因為它的手術傷口比較小，在比較狹小的空間做一些切骨磨骨的動作，當然在技術層面的要求會比較高，需要比較精巧的技術與豐富經驗。

國內，每年有超過兩萬人次因嚴重膝關節炎接受人工關節置換手術，大部分骨科醫師或因對「單一關節面整型手術」有所誤解而鮮少使用（使用比率小於十%）。這種手術有集中在幾個非醫學中心專家手上的現象。

為何這種有如補牙般破壞較小的手術反而不普遍呢？筆者的觀察及理念如下：

＊有太多不必要的「全膝關節置換手術」被執行。為何只有單一關節面受

損，就要把整個關節換掉呢？（如同：為何只是蛀牙就被整個拔掉再植牙？）

＊過去有很多不利於「單一關節面整型手術」的研究報告被過度引用。

＊要得到好結果，「單一關節面整型手術」需要更嚴格的術前評估及更精準的手術技術。

＊「單一關節面整型手術」的技術，對於一些慣於執行「全膝關節置換手術」的專家團隊來說，是必須經過重新學習適應的，這對多數成名已久的專家是較困難的挑戰。

＊除非骨科醫師認同「內側摩擦現象」是導致膝關節「退化」的重要原因，否則，他的固有觀念會認為膝關節在置換半關節後，仍會持續「退化」，將來還是需要接受全膝關節置換，那為何要多此一舉？讓病患多開一次刀？全部換掉才是一勞永逸。

附錄一

相關論文中文摘要

「內側摩擦症候群」：被忽略的中老年人膝痛原因

膝痛是影響中老年人健康常見的症狀，內側皺襞引起的「內側摩擦症候群」雖然是公認引起年輕族群膝痛的原因，卻鮮少在中老年族群被提及或探討。本前瞻性研究計畫深入探討「內側摩擦症候群」在中老年族群的發生率，以及各種臨床表現，並追蹤、分析以關節鏡手術治療此症候群的長期療效。

本計畫共有一百六十九位年齡超過四十歲的病患、二百三十二個長期疼痛的膝關節被納入研究（四十一至八十二歲，中位數：六十三歲。以單一膝關節為研究對象，大部分病患是兩側有問題）。研究團隊詳細記錄受測者的臨床診斷、誘發因素、自覺症狀以及理學檢查表徵，在以關節鏡確認診斷後，分析這些臨床表徵對於診斷「內側摩擦症候群」的敏感性及特異性。對於經關節鏡確診「內側摩擦症候群」的病患，我們進一步觀察並分析他們的放射線及關節鏡檢查表現，並施予「關節鏡內側放鬆手術」。手術治療效果以病人主觀滿意度以及美國膝關節學會疼痛評量標準加以評核。

結果發現：「內側皺襞」及相關「內側摩擦現象」在受測者的發生率為九十五%，而「退化性」膝關節炎在他們的臨床診斷中占最高比率（八十八・四%）。疼痛、活動時有異物摩擦感以及理學檢查的局部壓痛是敏感性較高的診斷依據；有膝關節受傷史、理學檢查的局部壓痛以及可觸及的條狀物是特異性較高的診斷依據。確定診斷患有「內側摩擦症候群」的膝關節，大多可以「關節鏡內側放鬆手術」做確切的治療。經過持續三年的追蹤，有八十五・五%的膝關節得到滿意的治療結果。

結論：「內側摩擦症候群」是中老年族群常見卻被忽略的膝痛原因之一，若能得到確定診斷，可藉由「關節鏡內側放鬆手術」得到有效的治療。此外，本研究發現「內側摩擦症候群」與「退化性」膝關節炎有高度共存性，值得進一步深入探討。

附錄二

「膝關節健康促進方案」的成功案例分享

病例一 耐心等待新膝望

十一月初，住新北市樹林區的陳小姐至臺北慈濟醫院進行手術後二週年回診。

陳小姐對於目前膝關節復原情況及生活狀態極為滿意。閒談之後，發現其實陳小姐在手術後的第一年，和部分病患一樣，經歷過一段沮喪與煎熬的恢復期。

被診斷為第三期「退化性」膝關節炎，二〇一二年九月陳小姐於大林慈濟醫院接受雙膝「關節鏡軟骨再生促進手術」，術後依照醫囑定期從臺北遠赴嘉義大林回診。回診時陳小姐記憶猶新地向主治醫師描述術後二至三個月仍然膝痛難耐，筆者解說其正經歷手術後膝關節內的疤痕形成期，必須熬過恢復階段，不能因為疼痛而停止復健運動。陳小姐當時未完全接受筆者的說明，甚至懷疑手術成效。恢復期的不適讓她一度動了再找其他治療方式減緩疼痛的念頭，「應該是最初對於接受這手術的信念太強，所以想歸想，最後還是乖乖聽醫師的話，忍著不適撐下去。」陳小姐說明當時的想法。

半年過去了，雖然疼痛日漸減緩，但她仍然對膝關節的穩定度不甚滿意。稍微走一點斜坡就開始疼痛，從椅子上坐久了突然站起來也卡卡的。回診時再度向醫師訴說不滿意的情況，筆者以栽種小樹苗比喻，請她耐心等待軟骨生長修復：「一年後妳就會對情況改觀了。」「老實說，第一年我有些沮喪，病人總是希望得到即時而快速的復原。」陳小姐娓娓訴說著走過的心路歷程。

手術後週年前後的某一天，她早上下床時，突然發現膝關節十分輕盈，時間彷彿一條分隔線，她的生活從此邁入全新狀態。家住四樓的她，覺得術後爬樓梯的不舒服感漸漸消失了；她試著在家裡的跑步機上加快步行速度測試，結果膝關節絲毫沒有不適。從那時起，陳小姐固定每週在跑步機上快走二到三次，速度設定為六至六．五公里／小時，每次運動三十分鐘，這樣的運動量至今仍然持續。

二〇一四年十一月，陳小姐手術滿兩週年，在臺北慈濟醫院回診時表示，對於目前的生活狀況滿意極了。陳小姐走過「關節鏡軟骨再生促進手術」術後兩年之路，她想分享自身經驗給其他病友，對於「關節鏡軟骨再生促進手術」的術後恢復，絕對要有耐心。最重要的，在等待軟骨修復的過程中，千萬不能放棄復健運動。

「除了感謝呂醫師，我還要感謝自己，如果當時沒有耐住心性撐過那段恢復時期，今天我就不能如此享受生活。」

病例二 軟骨再生實例

吳先生，七十五歲，居住於新竹縣，診斷：右膝為較嚴重的第三期「退化性」關節炎，左膝為第四期「退化性」關節炎。

手術日期：二〇一〇年十一月

術式名稱：「關節鏡軟骨再生促進手術」

（以下為吳先生親筆原稿）

我服務於教育界喜愛排球、網球等運動，因未注意運動前暖身以及帶護膝套導致膝關節軟骨磨損發炎；當時僅感覺微微的刺痛沒有在意……

一九九五年某日中午在臺北火車站前我的左腳膝關節突然嚴重疼痛不能行走，從那時感覺到事態嚴重，就到處求診含中西醫及推拿針灸等，結果時好時壞，在這段期間經常到歐洲、日本、中國大陸旅遊，只覺得走路較別人慢，尤其是上下坡路非常辛苦。記得二〇〇四年暑假全家到日本琉球旅遊，在一景點下坡路段與旅遊團人員落單約三十公尺之遠，當時我那讀幼稚園五歲小孫子跑回來說爺爺我來牽你慢慢走，從那瞬間體會到我的膝關節確實使不上力了。因此停止國內外旅遊感到非常沮喪。

二〇〇四年以後我的左腳膝關節漸漸腫大，右腳亦有刺痛感覺，變成O型腳約有四位骨科醫師皆說需立即換人工關節，當時家人都不贊同而作罷，然而我的左膝關節越來越嚴重，腫到較右膝關節二倍大，使致完全依賴右腳來支撐，結果右膝關節也腫脹、僵硬、變形，走起路感到舉步維艱，尤其爬樓梯痛苦不堪，導致嚴重影響生活品質。

今年之某日在《中國時報》看到一則報導國內有針對「退化性」膝關節炎內視鏡手術之最先進成功的技術，如獲至寶的欣喜，隨即去電中國時報總社詢問，哪家醫院有此高超之技術，當天與大林慈濟醫院關節中心連絡上並報名參加「膝關節健康促進方案」座談會，在座談會中聽到多位主講之有關預防醫學、免疫風濕、骨科觀點等說明後；接著是呂博士之「治療之希望——膝關節健康促進方案」是本次座談會中的核心議題，與會人員皆聚精會神聆聽呂博士精闢演講，說明膝關節「退化」之原因，並觀看患者膝關節開刀之案例說明，特別是利用內視鏡微創技術在膝關節切除關節內的異物、軟骨、骨刺、整平修補軟骨、剝離關節內側皺襞、解除關節內的發炎組織等高難度技術嘆為觀止。呂博士創新研發之剝離關節內側皺襞是診療「退化性」關節炎之關鍵所在，能切除膝關節內側皺襞，才是診治膝關節最成功之境界。呂博士並將此創新之治療技術發表在國際軟骨修復學年會。

當年雖未得到認同及重視，呂博士秉持著以病人為中心的理念。終於在二〇〇八年得到北歐骨科醫學發表之口頭報告，引發熱烈討論，並於二〇〇九年二月受邀參加IMUKA全球首度舉辦「單一腔室之早期「退化性膝關節炎治療國際研討會」中發表其創新治療「膝關節內側皺襞切除」技術，而享譽全球，同時在五十餘位國際專家中，呂博士是唯一受邀之亞洲演講者確實難能可貴。

在研討會中午十二點結束時，將五年前在新竹某醫院照之膝關節X光片請教呂博士經初步研判雙膝關節為第三期「退化性」關節炎〈左膝關節較嚴重〉尚符合內視鏡開刀手術，聽到呂博士一番話，喜出望外隨即以電話跟家人報佳音，我雙膝得救了。

開刀前一天到醫院報到，隨即作開刀前之檢查，發覺醫療團隊對每一環節都非常嚴謹確認身分，如驗血、X光、心電圖、進開刀房、打點滴、投藥……等環環相扣，如此嚴謹遵守醫療作業流程令人佩服，同時患者可安心將生命託付給醫療團隊進行開刀診治。

雙膝關節內視鏡手術約一小時完成，手術非常成功，當天傍晚呂博士巡房時說可下床做適度的走動，並需配合復健動作，開刀第三天經呂博士檢視後退院，返家後遵照院方指示確實做好復健工作，其中彎膝蓋至胸前及壓膝蓋拉筋骨之動作尤其艱辛疼痛，每每有輕輕帶過之念頭，但是想到未開刀前雙膝關節腫脹、僵硬、行走蹣跚之情境，還有呂博士及其醫療隊親切辛苦之付出時，再痛苦也得堅忍下去，看到雙膝一天天康復靈活有力，心情無比欣喜。

對呂博士及其醫療團隊細心親切、仁心仁術之大恩大德終身難忘，謹致崇高謝忱。

【治療結果】

分享就醫經驗的吳先生於約定時間回診，接受以「膝關節健康促進方案」治療「退化性」膝關節炎的術後一年追蹤檢查，結果是令人滿意的！

接受治療前的X光片（圖附-1），兩膝內側關節間隙幾乎消失，右膝第三期，左膝已是第四期。

「關節鏡軟骨再生促進手術」術後滿一年的X光片（圖附-2），關節間隙變寬，有明顯改善。

我們對這結果都非常滿意。

一年來，吳先生未曾服藥，如果能繼續做適當的保健，原本需要置換人工關節的膝關節，應可逐年改善。又是一個「軟骨能自然修復」的見證！

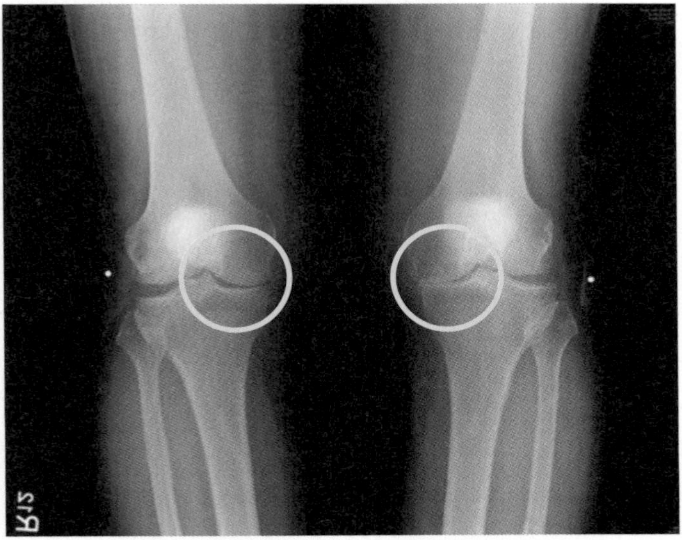

圖附-1 手術前，兩膝內側關節間隙幾乎消失：右膝第三期，左膝進展至第四期。

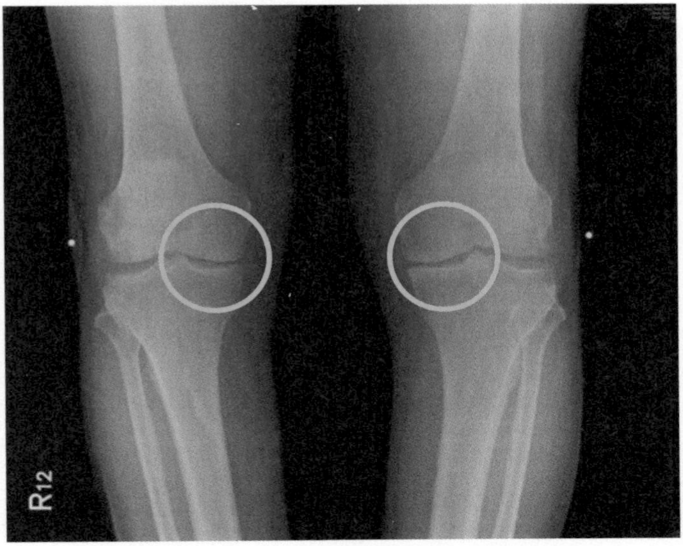

圖附-2 手術一年後，關節間隙擴大，顯著改善。

病例三 又見自然的力量

「真是不可思議！真的是要來看才相信！」親眼目睹改善的X光片及病人滿意的笑容，劉院長不禁道出內心的衝擊，並表示，實在應該多說服一些醫師來觀摩、研習……在日本東京帝國大學完成骨科專科訓練的劉院長是第一位，也是唯一全程參加第一屆半年舉辦一次的「膝關節健康促進專業研習課程」的骨科專科醫師。

曾經問過他，當初為何一口氣就報名三個課程？「因為在國內第一次看到這種課程，而且名額有限，就趕緊報名了。」劉院長的回答，讓我感慨良久，為何全國的骨科界只他一人有這想法？

當時已經是為期四週實務觀摩的最後一週，很高興有這機會讓劉院長實際見證身體自我修復的能力。臉上堆滿笑容的七旬老先生，是一年前遠從新竹縣前來求診的右側第四期膝關節「退化」病患，辛勞一生的老先生原本應悠閒享受退休生活，豈料卻歷經五年多輾轉求醫的痛苦歷程，無奈，右膝仍逐漸變形，對日常生活的影響逐日增加；除了手術，各種治療方式都嘗試過了，人工關節置換已是骨科醫師給他的標準建議，最後在朋友的介紹下，滿懷希望的南下求診，期待能讓他的膝關節有再生的機會。

右膝內側軟骨已完全磨損（圖附-3），外觀明顯變形。沒錯，已經是第四期了，骨科醫師應該都會建議他置換人工關節，不過，聽了朋友的建議，老先生堅持要再給他的膝關節一次機會，在詳細解說治療過程及術後注意事項後，我們幫他安排了「膝關節健康促進方案」的療程，術後，他非常合作的遵從指示執行一年的復健運動，今天正好滿一年，X光片顯示右膝內側關節間隙重現（圖附-4），軟骨有再生現象，變形情況改善，老先生自覺整體狀況比起術前：「好了七成，一年來，從來都沒有再吃止痛藥了！」

我們鼓勵他繼續保養他的膝關節，應該可以一年比一年好，所謂「退化」的自然病程，被扭轉過來了！

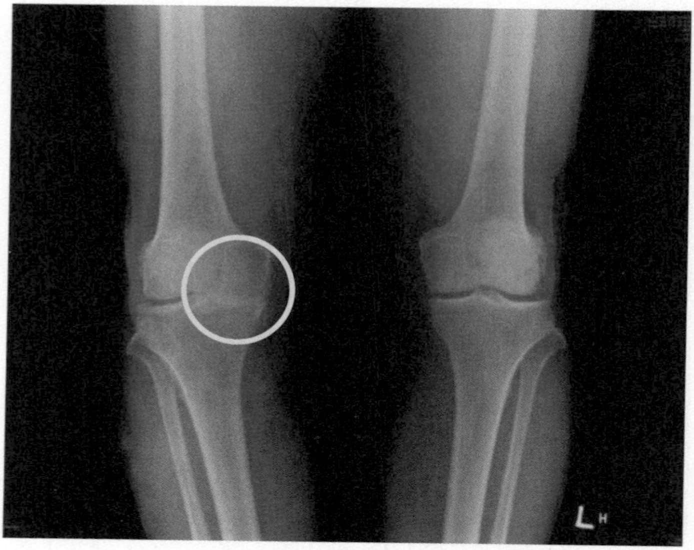

圖附-3　手術前，右膝內側軟骨完全磨損，外觀顯著變形。

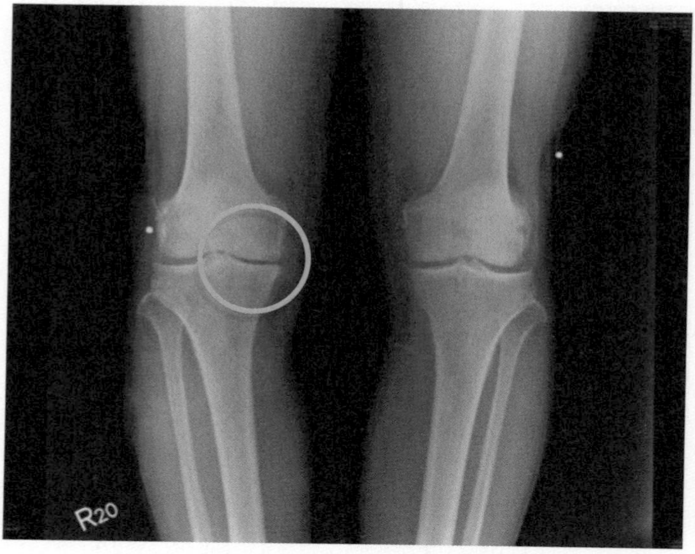

圖附-4　手術一年後，X光顯示右膝內側間隙恢復，軟骨顯示再生跡象。

其實，任何疾病，只要知道原因，都有治癒的可能，大家所熟知的「退化性」膝關節炎應該也不例外，遺憾的是，數千年來，對於這困擾人類的病痛，醫界在遍尋不著病因之下，只好將之歸咎於自然的「老化、退化」，也就是說，所謂「退化性」膝關節炎，是人類在無知、無奈之下賦予的名詞，殊不知，就因被冠上「退化」兩個字，造成它被長期誤解的宿命！

老先生的例子，再次證明了大自然的力量：「只要我們能找到病因並將之移除，提供膝關節良好的內部環境，關節軟骨是有再生能力的！」

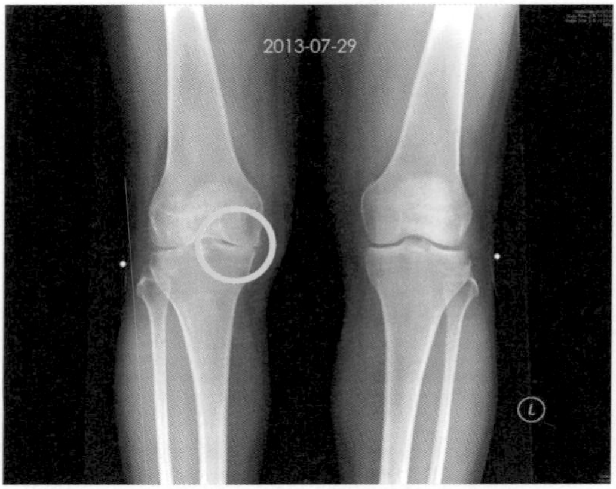

圖附-5　手術前。

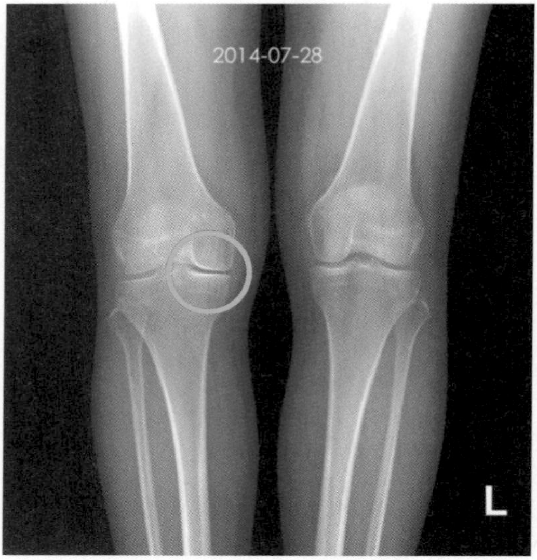

圖附-5　手術後一年。

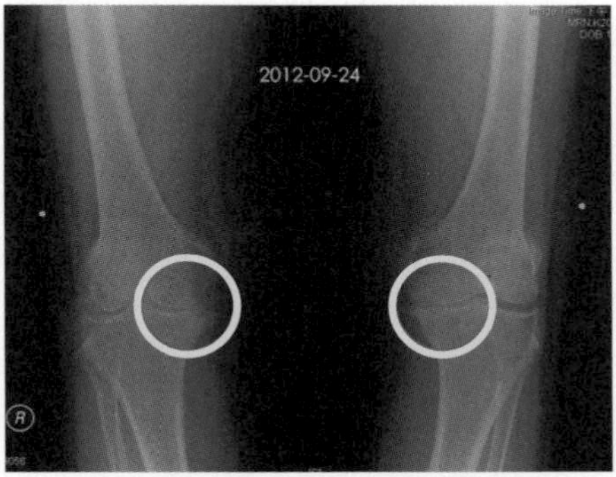

圖附-6 手術前。

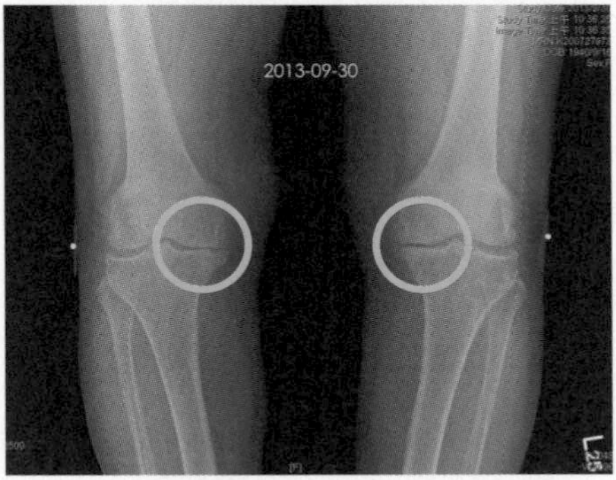

圖附-6 手術後一年。

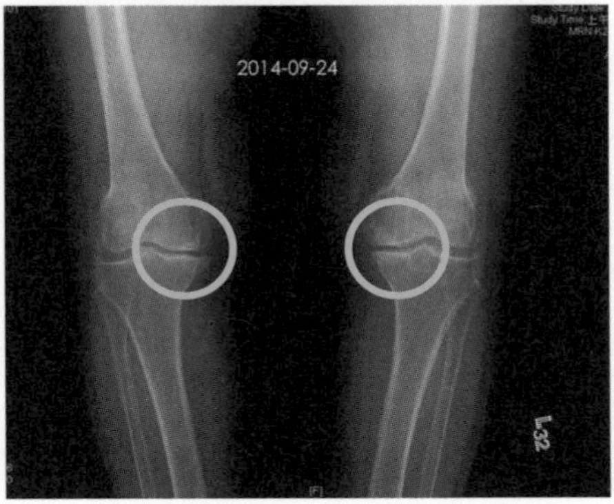

圖附-6 手術後兩年。

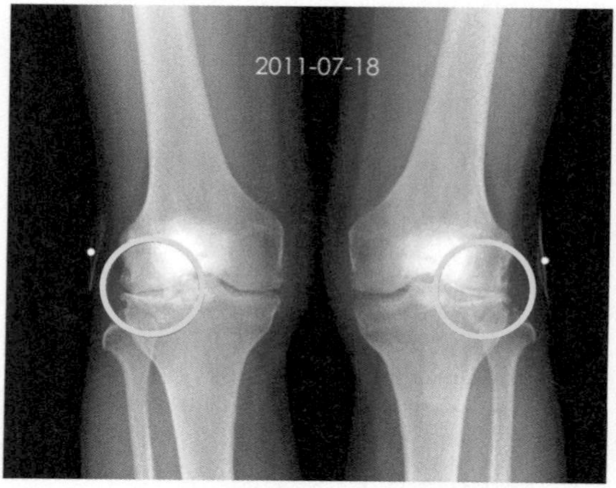

圖附-7　手術前。

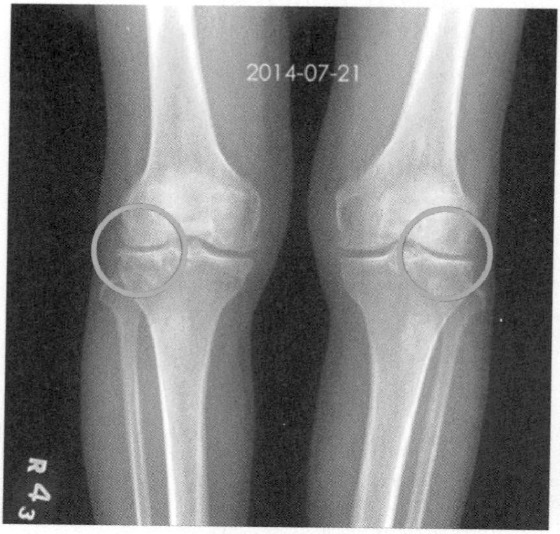

圖附-7　手術後三年。

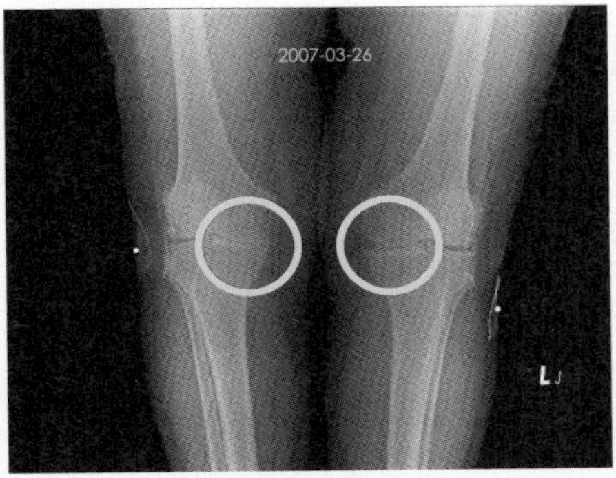

圖附-8 手術前。

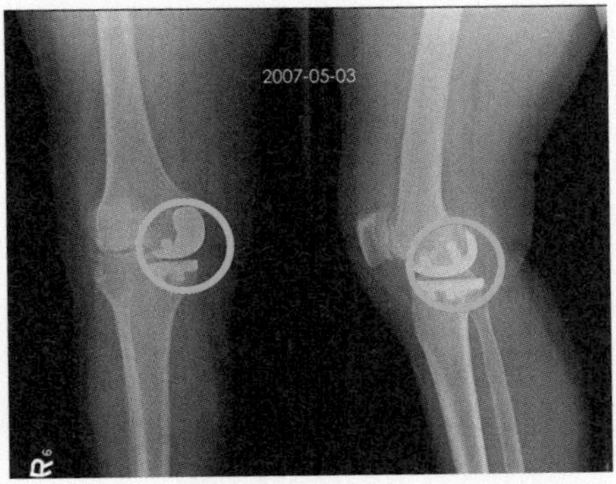

圖附-8 右膝單一關節面整型手術。

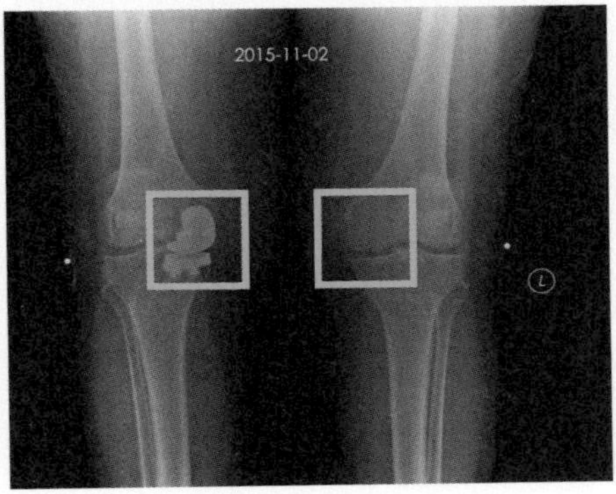

圖附-8 手術後八年。

病例四 跑步愛好者重返賽道

曾小姐，一位居住於花蓮的醫療專業人員，自國中以來即熱衷田徑短跑，一直熱愛著這項要求極高爆發力的運動，即使步入職場也未曾間斷。然而，在她三十歲左右時，因膝關節難以忍受的疼痛尋求醫療幫助，被診斷出患有臏骨軟化症，醫師建議她停止跑步，自此開啟了她將近二十年的膝關節治療之旅。

起初，曾小姐嘗試了價格不菲的進口葡萄糖胺，但經過八個月的服用病情毫無改善。於是，根據醫師的建議，轉向注射玻尿酸的治療。在接受了從早期自費到後來健保專案申請的玻尿酸注射治療數年後，由於療效逐漸減弱，又轉向復健治療膝關節的疼痛。

在一九九九年和先生前往法國旅遊時，她不僅無法使用蹲式廁所，在靜靜看完兩小時的電影後也無法從座椅上起身，膝關節問題嚴重影響她的生活。隨後，她被建議需要進行人工膝關節置換手術。然而，曾小姐認為自己還年輕，應有其他治療「退化性」膝關節炎的選擇，於是開始上網尋找資訊。

偶然間，她在筆者的個人部落格發現了「膝關節健康促進方案」的介紹，她非常慶幸終於找到了合適的治療方法。透過部落格，她深入瞭解了大林慈濟醫院關節中心對「退化性」膝關節炎的治療過程並留下深刻印象，開始積極尋求治療。儘管居住在花蓮，長期往返西部就醫頗感不便，但她仍舊堅持尋找能執行「關節鏡軟骨再生促進手術」的醫師，經過仔細評估後，最終決定在大林慈濟醫院接受治療。

曾小姐表示，關節中心豐富的成功案例、專業團隊的護理和復健服務，以及呂醫師的科學研究成果和國際論文發表，都讓她感到非常放心。雖然等待手術過程漫長，但她認為這是值得的。

術後一年多，曾小姐已多次出國旅遊，包括到訪海拔三千多公尺的大陸黃龍風景區，雖然不如年輕時那般身手矯捷，但她非常珍惜並積極保養這對重獲新生的膝蓋。曾小姐對於能夠重新享受旅遊的喜悅，感到無比欣慰。

病例五 戰勝膝關節手術後感染

一天晚上七點半，一位年逾五旬的女性病患，坐在輪椅上被推進診間，悲傷地哭訴著：「醫師，求你救救我……」經過耐心安慰，她逐漸平靜，開始講述過去一年，因人工膝關節置換手術後不幸發生細菌感染的痛苦經歷。她那滿佈疤痕、紅腫、失去功能的左膝，以及家屬提供的X光片（圖附-9），默默訴說著一幕幕悲慘的就醫史。

這悲劇讓我回想起八年前的一段記憶，一位終身辛勤耕作的七十歲老伯的故事。

老先生在超過兩年的艱難時光裡，四處奔波於不同的醫院，期盼能治療他那因為感染化膿而且不斷流膿的人工膝關節。不幸的是，即便經歷了多次手術，他的傷口仍舊無法痊癒，每日都需多次更換藥物以緩解痛苦。

帶著對康復的渴望，老先生不遠千里來到大林。然而，他的狀況遠比預期嚴

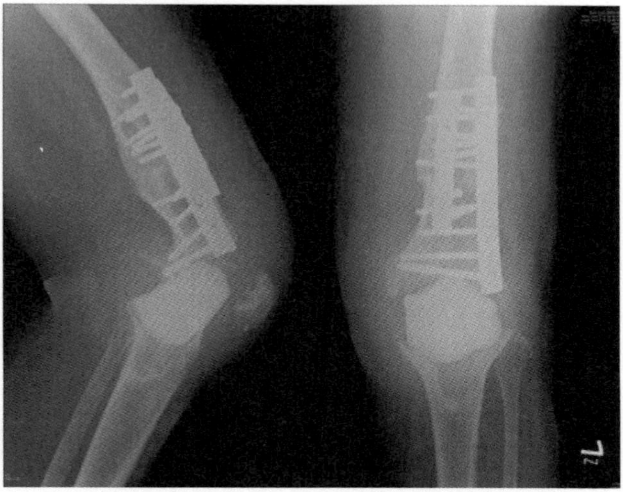

圖附-9 感染後，原有的人工關節已被移除，取而代之的是用抗生素混合的骨水泥填充的空隙，關節完全失去了負重和活動的能力，並有兩塊固定用的鋼板。

重，無法僅靠關節鏡沖洗手術治療。我仔仔細細地為他說明當下必須實施的兩階段手術程序，首先是移除受感染的人工關節並植入含有抗生素的材料；其次，在細菌完全被根除三個月後，再安裝新的人工關節。然而，可能是先前類似治療的失敗經驗，他已經沒有重來一次的信心，最終選擇離開診間。

令人心痛的是，三天

後，團隊在電話追蹤訪問時接到老先生鄰居傳來的噩耗——他已經選擇結束自己的生命。這消息如同重錘一般擊中我，日後每當回想起老先生晚年承受的苦難，我的內心便湧現無窮的悲哀和反思。

他的故事提醒我，每一次的治療決策都需要慎重考慮，更重要的是，必須耐心傾聽病患的聲音，理解他們的恐懼和期望。在醫學的路上，醫者不僅是身體的治療者，更是靈魂的撫慰者，醫者的任務是在患者最需要的時候伸出援手，帶給他們希望和勇氣，讓他們知道，無論前路多麼艱難，總有一束光在等待著他們。

這些經歷提醒我，在建議病患進行人工關節置換前，必須極為謹慎，因為，為了裝上人工關節，必須移除一些組織（骨頭、半月軟骨、十字韌帶），這是一條不歸路！

思緒回到眼前的病患，我決定首要任務是安撫她的情緒，然後依據她的具體狀況討論治療方案。詳細詢問後發現，她在人工關節被移除後，所接受的治療措施不夠完善：抗生素使用不足，且膝關節未得到適當固定。因此，我們為她制定了第一階段治療計劃：不進行手術，先住院接受六週抗生素治療並進行肌肉復健，以消除發炎並重建信心，之後再考慮手術治療。

細菌感染長久以來對醫療領域構成重大挑戰。即使在配備最先進的手術室內，感染的風險仍然存在，感染率約為千分之三至五。相比之下，傳統的舊式手術室，缺乏空氣過濾的層流設施，其感染率會顯著提升至百分之三至五。

感染後的處理和治療過程尤其漫長而艱辛，對病患和醫護人員都是一大考驗。

面對這位病患，我們從她的特殊情況出發，精心規劃了適合的手術方案。考慮到她膝關節附近的骨頭已嚴重損壞，無法適用常見的人工關節模組，我們與工程師密切溝通，設計定製了一款長柄型人工關節（圖附-10）。在六週的完整抗生素治療後，成功地進行了第二階段：人工關節置入手術。術後復原迅速，十年後的今天，她仍健康的享受快樂生活。

透過這個案例，我們看到了醫療專業對病患生活品質的深遠影響，也提醒了

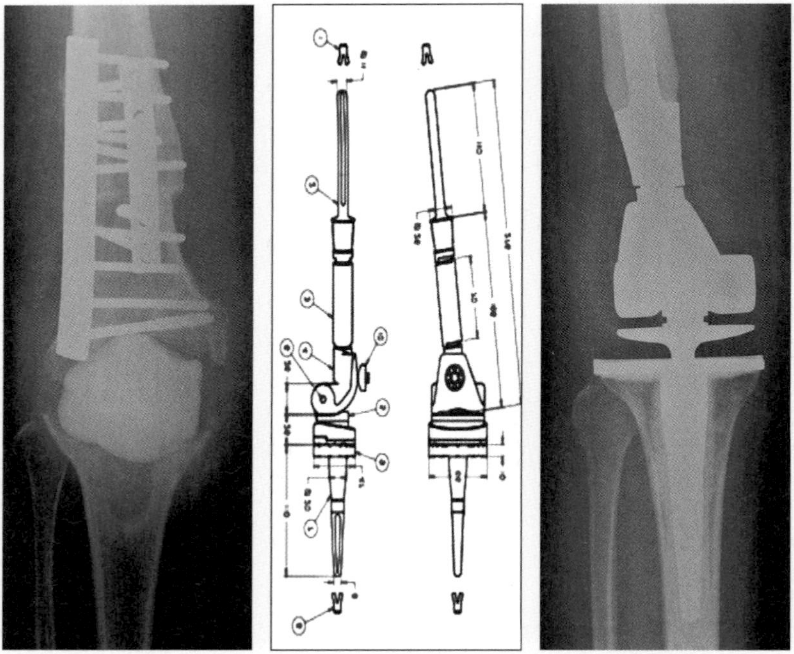

（A）　（B）　（C）

圖附-10　患者的膝關節周圍骨骼嚴重損壞（Ａ），以至於無法適配三種常見的人工關節模組，在與工程師進行了充分溝通後，決定設計並定製一款長柄型人工關節（Ｂ），從而大大提升了治療的成功率和患者的生活品質（Ｃ）。

病患和醫師在選擇手術方案時需要充分瞭解風險與後果。每一次手術不僅是技術的展現，更是對生命的尊重和責任的承擔。希望這個故事能啟發更多人對於醫療決策的深思，為面臨類似挑戰的人帶來希望。

病例六 二十年車禍後的膝蓋重生

二十四歲那年，一場車禍讓李先生的雙膝髕骨嚴重受損。初次手術處理未能達到理想狀態，導致他後來二十餘年在膝關節疼痛的治療循環中苦苦掙扎……「萬念俱灰」！現年四十七歲，居住於屏東的李先生回憶往事，滿懷感慨地描述當時的心境。一九九〇年的車禍後，李先生的膝關節僅能進行平行移動，幾乎無法彎曲，平時喜愛的羽球運動也因這場意外從生活中消失。膝關節時常隱隱作痛，夜間突發的急劇抽痛更令他痛不欲生。

年輕的李先生不甘心也不願意就此放棄，一九九七年起，他走遍臺灣各地的頂尖醫院，尋求膝關節領域內的專家意見。他嘗試了所有「新的儀器、新的治療技術」，不在乎治療費用是否由健保支付，只希望能夠治癒雙膝，回到車禍前的生活狀態。

在超過二十年的求醫過程中，李先生接受了多次關節鏡手術，但情況並未改善。他被告知膝關節軟骨已磨損殆盡，無法再生，「人工膝關節置換手術」成為了唯一的選擇。然而，考慮到自己還年輕，且家中有人接受過同樣手術但結果不佳，因此對這一選項持保留態度。

身為一名教師，李先生具備強烈的求知欲。這一特質在他對待雙膝治療時表現得淋漓盡致。他對膝關節的結構和病變有基本的瞭解，對於「軟骨無法再生」的說法始終持懷疑態度。在多年的求醫過程中，僅有一位醫師的建議與他的想法相同——建議他進行「軟骨再生移植手術」，但由於國內當時尚無法執行此手術，便提供美國執行醫師的相關資料供其參考。評估後，由於醫療經費過於龐大，李先生最終放棄了赴美治療的計畫。

然而，李先生沒有放棄尋找治療雙膝的機會。二〇一一年，他在網上看到筆者關於治療「退化性」膝關節炎的資訊，其中「軟骨可以再生」的觀點，與他的信念不謀而合。於是，他決定再給自己一次機會。在他仔細聽了關於軟骨再生理論和手術方法的講解後，決定接受治療。二〇一三年四月，他接受了「關節鏡軟骨再生促進手術」。

手術半年後，李先生的膝關節有了顯著的改善。在學校使用蹲式廁所時，起身變得順暢許多；夜間膝關節不再突然抽痛。過去作為準確氣象感應器的膝關節，在那年冬天停止了預報功能。李先生對於這樣的改變驚喜不已，「以往那種痠痛已經消失，我對於這種變化感到意外地驚訝。」

當被問及「關節鏡軟骨再生促進手術」手術成功的關鍵因素時，他認為「膝關節健康促進方案」的整體醫療理念與他長期尋求的治療邏輯相匹配，過程簡單，不需要昂貴的醫療費用，患者也無需長期依賴藥物或針劑。「當然，手術後的自我復健運動非常重要。如果病患無法持之以恆，治療成效自然會受到影響。」李先生再次強調術後復健運動的重要性。

二〇一三年成為李先生健康大豐收的一年，他對未來充滿了期待和信心。「身體的顯著改善和生活的全面轉變，令我精神喜悅。我將這次手術比作種下樹苗，實際看到樹苗逐漸成長，我會悉心照顧，耐心等待它茁壯成長。」

「那種重生的喜悅，實在是難以言喻。對於呂醫師，除了感激，我想說的只有四個字：『相見恨晚』。」

病例七 外籍教師膝痛逆轉勝臺灣奇蹟

Mr. BUDAI，英國籍的七十九歲退休英語教師，居住於臺灣新竹市。以下是Mr. BUDAI的感謝函：

感謝給我機會簡要分享我膝蓋問題及經過著名膝關節問題外科醫師呂紹睿醫學博士成功進行「關節鏡軟骨再生促進手術」術後的完全康復歷程。

這一切開始於近十年前，當我的教學夥伴黃女士開始感受到她膝蓋的嚴重疼痛。起初，她拜訪了新竹市的幾家地方診所，嘗試了許多不同的治療運動，甚至被告知如果不進行人工膝關節置換手術，她可能最終需要使用輪椅。所有的嘗試都白費心力，她漸漸失去了期盼能夠重新站立行走、無痛生活的希望。

黃女士開始在網上搜索，偶然發現了一些在大林慈濟醫院找到緩解的、有著類似症狀的患者發布的成功故事。在那裡，一位名叫呂紹睿的骨科醫師研究並開發了一種革命性的新方法，即所謂的「關節鏡軟骨再生促進手術」，通過這種方法可以修復膝關節，這聽起來非常有希望。然而，黃女士必須加入一個長長的等待名單，因為呂紹睿醫師的治療吸引了許多有著類似膝蓋問題的患者。他們所有人都把自己的命運和希望寄託在呂紹睿醫師的專業手中。

黃女士終於迎來了她的診療時刻。這次的術前檢查不僅詳細而徹底，更是對她的醫療歷史和健康狀態進行了全面的評估。我們從新竹市到大林鎮的多次往返，每一次都增添了對呂紹睿醫師治療成效的信心。當手術日終於來臨時，黃女士被告知需要做好住院的準備。

在一連串的檢查之後，黃女士預定接受一項創新的膝關節手術，該手術包括清除開始纖維化內側皺襞。這項手術將分別對兩膝進行，第二次手術計畫在第一次手術恢復數月後進行。總之，黃女士的康復經驗讓她成為了眾多感謝呂醫師高超技術和專業知識的患者之一。慈濟攝影團隊甚至專程前往新竹，拍攝了黃女士無需輪椅、手杖或行走架即可自如行走的記錄短片。她現在的步態輕盈而無痛，雙膝恢復得宛如新生，功能完全正常。

當初，我未曾想到自己也會成為一位從呂醫師那裡獲取新生希望的患者。約兩年前（二〇一七年），當我年屆七十九，爬樓梯時感到膝蓋略有不適，隨後這種輕微的不適逐漸演變為劇烈的疼痛。我意識到這是一個預警，促使我尋求預防性治療，於是我轉向了大林慈濟醫院尋求幫助。幸運的是，呂紹睿醫師記得我，在幾年前曾陪同黃女士來訪，他在檢查我之後給予了鼓舞人心的好消息。

手術將採用先前提及的「關節鏡軟骨再生促進手術」對我的雙膝同時進行，

這次將不會像以往那樣分隔數月進行，而是同時對我雙膝進行手術。這消息讓我感到興奮，因為我清楚地知道，如果不進行這次手術，我的膝蓋疼痛將變得無法忍受。

在二〇一八年春季，鑑於我的年紀，我接受了一項比黃女士推薦的更為徹底的手術前檢查。這項檢查對我來說尤其重要，因為考慮到我的年齡，我的心臟、腎臟、肺等內部器官可能會因手術中的麻醉、潛在的失血以及其他手術過程而受到影響。在確認我適合進行手術後，一位非常細心的護理人員負責了我在手術室前的所有準備工作，她甚至在我的毯子下放置了一臺吹風機，以此來溫暖我的身體，確保我在手術過程中保持舒適。

手術後，我對發生的一切毫無記憶。當我逐漸恢復意識，看到手術室人員安慰的笑容，告訴我手術成功且即將開始恢復過程，幾天內便能回到新竹的家中時，我感到無比欣慰。

值得一提的是，我的雙膝功能恢復良好，外觀上無疤痕或其他手術痕跡。只有操作現代精密儀器的醫師才能發現那些微小的傷口，而這些傷口現已完全癒合，幾乎不留痕跡。

這封感謝信的撰寫已久，在術後一年檢查時，我向呂醫師表達了想與其他面臨膝關節問題的人分享我的經歷的願望。整理回憶、構思一個清晰的敘述花了我數週時間。現在，幾個月後，我將我的治療經驗傳遞出去，以表達我的衷心感謝，並希望我的故事能給其他受苦者帶來希望與安慰。如今，許多人可能因此獲得新的希望，轉而尋求大林慈濟醫院這位能創造奇蹟的醫師。

病例八 菲律賓姚女士雙膝修復見證

姚女士，居住在菲律賓。以下是姚女士的分享：

得到呂紹睿醫師及其卓越醫療團隊（涵蓋友善的工作人員與貼心的護士）的治療，對我來說，是一份難得的榮耀與機遇。二〇一七年六月八日，他們成功為我的雙膝進行了修復手術。

透過我七十四歲嫂嫂去年（二〇一六年）的推薦，她經歷了「關節鏡軟骨再生促進手術」術後，現能自如行走與駕駛。我與丈夫從菲律賓馬尼拉遠道而來，抓住了這次難得的諮詢與手術安排機會。

我們深深感激呂醫師在膝關節手術領域展現的非凡專業與權威，他的謙遜態度更令人讚賞。他的專業技巧有效地解除了我未來可能遭受的痛苦與不便。

再次表達我們的深厚感謝，願呂醫師在其醫學事業上取得更大的成就與進步。

病例九 澳洲患者尋求臺灣膝關節再生療法

Mr. Chung，六十二歲，居於澳洲東南沿海的雪梨，新南威爾斯州首府。以下是 Mr. Chung 毫無保留的仔細分享：

自二〇一三年七月起，決心轉型為健康生活方式，結束在全球頂尖ＩＴ公司超過三十年的職業生涯後，我認識到養成健康生活習慣並減輕體重的重要性。因此，我設計了一套全面的健身計劃，融合游泳、健身房訓練、自行車騎行及步行，同時加強飲食管理。

此計劃要求我在奧運標準泳池中游泳一千米，加上三十分鐘健身房運動，或騎行一小時，或每日步行九十分鐘，並嚴格監控日常飲食。無論是休假、出國度假還是二〇一五年秋季全職復工，我都嚴格執行計劃。

二〇一四年夏，我加入了一個郊野行走團體，在雪梨的國家公園及保護區進行四至六小時的徒步，包含休息及爬升路段。十八個月內，我成功減去十四公斤。但之後，無法僅憑相同運動常規進一步減重。

◆挫折接踵而至

二〇一五年夏日某夜，我戴著耳機騎行於運動場時，一個孩子的風箏線突然阻礙視線，導致我從車上墜落，滿臉是血，幾乎斷牙，手腿也受傷。這次嚴重的跌倒使我不得不從計劃中剔除自行車運動。此外，我發現游泳不便，且程序繁瑣，需開車十五至二十分鐘並支付會費至水上運動中心。這些事件使步行成為我唯一的減肥選項。

從二〇一六年秋季起，我每週進行兩次郊野行走和五次九十分鐘步行，每次郊野行走需三至五小時，包括大量爬升。儘管如此，我未能進一步減重。從二〇一六年夏天起，我感到膝蓋彎曲或伸直時疼痛，走路受限。速度稍快或距離稍遠即感疼痛，上下樓梯極為困難，需借助電梯或扶梯。

郊野行走者提供的緩解疼痛建議均未奏效，他們未認真看待我的狀況，沒有人擔心我可能患有膝部骨性關節炎。大家認為只需讓膝蓋多休息即可恢復。不久，我無法繼續常規的步行運動，無法保持活躍的生活方式。

◆悲觀前景轉機

即便我暫停了日常運動，不適感依然如影隨形，每次移動時，步履蹣跚。直至求助於物理治療師後，我對於困擾已久的疼痛有了更深入的理解。治療師指出，我膝蓋的軟骨可能已經磨損嚴重。隨著軟骨損耗，關節間隙縮小，導致骨與骨直接摩擦，幾乎無軟骨作為緩衝。他坦言建議我儘快諮詢骨科專家。

二〇一六年二月，位於雪梨基督復臨安息日會醫院（Sydney Adventist Hospital）的骨科外科醫師 Dr Charlie Lin 告訴我，為瞭解決膝蓋問題，我需要進行部分膝蓋置換手術，否則五年內可能需進行全膝置換。這一建議對我來說無疑是重大打擊，我從未料想過度使用膝蓋會對日常生活造成如此巨大影響。

然而，我不願意立即接受膝蓋置換手術，除非已經嘗試了所有其他選項。我開始尋求第二意見，探索所有與膝關節骨性關節炎相關的研究。看來，在澳大利亞，部分或全膝置換似乎是解決我的膝痛唯一的選項。於是，我轉向祖國臺灣尋求替代療法。

◆不僅僅是另一選擇

透過 YouTube 視頻，我瞭解到慈濟大愛電視介紹的「關節鏡軟骨再生促進手術」。反覆觀看後，我對這種新療法產生了興趣。我列印了由呂紹睿博士撰寫的「關節鏡軟骨再生促進手術」資料，並與 Dr Charlie Lin 討論。他對該療法能否治療我的受損膝蓋表示懷疑，並指出該醫學文件尚未獲得全球衛生界的承認或接受，不鼓勵我追求此選項。

儘管面臨質疑，「關節鏡軟骨再生促進手術」成了唯一可能讓我保持膝蓋完整的治療方法。我別無選擇，預約了呂紹睿博士。預約過程極其困難，難以透過電話聯繫，電子郵件亦難得回應。終於，在二〇一七年五月，我找到了正確的預約方式，安排了診治。

在看診的那一天，我與其他病患進行的對話，讓我感到安心，從而決定接受「關節鏡軟骨再生促進手術」治療。這些病患向我分享了他們接受「關節鏡軟骨再生促進手術」治療後，生活發生了怎樣的改變。通過與他們的交流，我看到了他們對於呂紹睿博士及其團隊所提供服務的信任和感激，這種感覺非常特別。

呂紹睿博士在診療中向我展示了膝蓋的X光片，確認了我右膝三級「退化」，左膝二級「退化」。他解釋了「關節鏡軟骨再生促進手術」的治療流程及手術前應執行的自我護理運動。於二〇一七年十二月七日接受「關節鏡軟骨再生促進手術」，呂博士團隊建議我每日四次執行三種自我護理運動，包括抬腿、彎膝和壓膝康復運動，強化四頭肌、增加膝蓋活動範圍。「術後軟骨再生促進療法」是成功治療的關鍵一環。「關節鏡軟骨再生促進手術」手術完成後，患者的自我復健運動至關重要。

◆治療「退化性」膝關節炎領域的先驅

二〇一七年十二月，我於臺灣度過兩週，進行人生首次手術，在大林慈濟醫院住院七日。手術僅需十五分鐘，全程無痛。呂紹睿博士詳細解釋手術過程，我能透過身旁顯示器看到進度。此外，我認為手術恢復期間，獲得了極佳的住院護理與治療。

手術兩週後，我返回雪梨，一週後恢復工作。此後，我嚴格遵循「關節鏡軟骨再生促進手術」自我護理指南進行康復，指南強調患者在「關節鏡軟骨再生促進手術」成功中的決定性作用。因此，包括抬腿、彎膝及壓膝在內的日常康復運動，對逆轉膝蓋「退化」至關重要。

手術後三至四個月，我與妻子在日本度假十五天，遊覽了日本本土三分之一。此行，每日步行超過十至十五公里，不時在地鐵站上下樓梯，若感疼痛，即進行自我按摩。

假期後，呂紹睿博士復檢我的膝蓋，發現肌肉明顯增強。因此，建議我在抬腿運動上加大力度，其他方面則可適度減少。

總之，我的膝蓋逐漸越來越舒適，行走距離增長，上下樓梯不需扶手。我重拾喜愛的步行運動，如每日超過一萬步。下班後，在附近運動場追加五千至七千步以達標，並棄用火車站電梯，改走樓梯。同時，乘火車或休息時，持續日常自我護理運動。

九月，我在捷克布拉格、德國慕尼黑、奧地利薩爾茨堡及瑞士度假，感到更加放鬆，自由行走。接受「關節鏡軟骨再生促進手術」九個月後，對恢復步行速度和靈活性感到非常興奮。

十二月，我回大林慈濟醫院進行年度膝蓋檢查，呂紹睿博士確認我的右膝關節空間顯著重新開放，右膝「退化」過程似已停止。經歷長時間膝蓋疼痛後，這是個好消息。呂紹睿博士及其團隊建議，從此可進行任何常規活動，但應避免重型工作。

◆反思與感謝

回顧此次經歷，我堅信選擇海外療法是正確的決定。是呂紹睿博士的患者們給予我勇氣與決心。我對於膝蓋關節保持完整、軟骨有望再生、恢復活躍生活方式感到欣慰。雖然因年近六十三，無法如以往般迅速、敏捷，但我已重獲行動自由、旅行的喜悅。所有這些成果充分證明，尋求如呂紹睿博士提供的創新治療是值得的。對於正經歷相似旅程的你，若有疑問，歡迎聯繫（Albert Chung，albert4chung@gmail.com）。

病例十 父子揮別膝痛重獲新生，感謝KHPO！

四十二歲的王先生及其父親，居於高雄市，是「膝關節健康促進方案」的典型見證。KHPO針對「退化性」膝關節炎提供一套全面的解決策略，涵蓋以下幾個重點：

＊細緻的術前診斷、病情評估及衛教；

＊利用關節鏡實施的「關節鏡軟骨再生促進手術」；

＊術後必要的軟骨再生促進療程。

王先生的父親患有第三期「退化性」膝關節炎，已經表現出所有典型症狀。堅守「身體的每個部分皆不可隨意割除」的信念，他最初拒絕了置換人工膝關節的建議。直到瞭解筆者在大林慈濟醫院關節中心提供的「膝關節健康促進方案」後，決定接受治療。手術如預期的成功，王老先生對於雙膝的重獲新生感到無比喜悅。

王先生在二〇一一年的某天，工作時因雙膝突然無力而跌倒。作為機械工程師，他經常需要承重約二十公斤的器材上下樓梯，加上體重近百公斤，導致雙膝長期過度負擔。考量到家中已有成功案例，王先生於是立即前往慈濟大林醫院尋求診治。

診斷結果顯示，他的雙膝關節軟骨明顯磨損，我建議進行「關節鏡軟骨再生促進手術」。他不忌諱黃曆上的吉凶，迅速遞補一位取消手術的病患，於二〇一二年四月完成了手術。

事實上，「膝關節健康促進方案」的療程，是自病患求診當下便已開始。在等待手術期間，王先生按照關節中心專家的指導，進行肌力維持的復健運動，確實使用護膝器材，並盡量減少工作時的負重，謹慎保護雙膝，避免病況惡化。手術後，在父親的經驗分享及督促下，他的復健運動更是徹底落實。一年後，X光片顯示雙膝關節間隙已擴大，軟骨開始生長，王先生的日常生活與工作條件均達到了預期的順利。

王先生信心滿滿地表示：「我與父親持相同的觀點，身體與生俱來的每一部分都有其存在的理由。最自然、破壞性最小的治療方法，應是每位病患的首選。」這是他堅定選擇「膝關節健康促進方案」治療雙膝的理由。

附錄三

就醫須知

Q 我多年來飽受膝痛之苦，醫師診斷為「退化性」膝關節炎，目前還不需進行關節置換手術，醫師建議我補充營養（服用葡萄糖胺），也可以考慮注射玻尿酸，若無效，則可能考慮注射血小板濃縮製劑（PRP）。請問，這是否是正確的治療原則？

A 您的描述符合目前全球受正規訓練醫師對於「退化性」膝關節炎治療的標準建議。然而，若深入瞭解「內側摩擦現象」與「退化性」膝關節炎之間的因果關係，便會明白實情並非如此。因為若不先透過「關節鏡軟骨再生促進手術」移除病因，這些旨在緩解症狀的治療方法僅能治標不能治本。雖然花費金錢是小事，但若因此掩蓋病情忽略了必要的保健措施，可能導致軟骨的加速破壞，錯失治療的最佳時機，實在得不償失。從「膝關節健康促進方案」的視角來看，目前的主流觀念可能會導致病情的延誤。實際上，許多在本中心接受「關節鏡軟骨再生促進手術」後恢復正常生活的患者，回顧過去數年求醫的過程，均深刻感受到了「病情被延誤」的問題。

Q　「內側摩擦症候群」是新的醫學名詞嗎？與膝關節的「退化」有何關聯？

A　是的，「內側摩擦症候群」是我們根據過去十幾年對慢性膝痛患者的臨床觀察及相關研究所歸納出的新病症名稱，它能夠解釋大多數「退化性」膝關節炎患者的臨床症狀。深入理解這一病症，將有助於我們有效地預防或治療「退化性」膝關節炎。儘管相關的研究成果已有論文發表，但在骨科領域內，這個新名詞仍未被廣泛接受。隨著時間的推移，我們相信它將逐步改變醫學界對於中老年人慢性膝痛的看法。簡而言之，「內側摩擦症候群」指的是膝關節內部一個先天存在的結構「內側皺襞」與軟骨之間的反覆摩擦（或是因單次受傷），引起發炎而產生的一系列臨床症狀。這個因「內側摩擦現象」產生的「內側摩擦症候群」會影響膝關節一生的活動，且因每個人的日常活動和工作狀況不同，會導致膝關節出現不同程度的軟骨破壞而被誤認為「退化」。

Q　「關節鏡軟骨再生促進手術」（ACRFP）與治療「退化性」關節炎的一般關節鏡手術有何不同？

A　「關節鏡軟骨再生促進手術」與治療「退化性」關節炎的傳統關節鏡手術是截然不同的。

傳統的關節鏡手術在治療「退化性」關節炎時，由於不知病因，僅能漫無目標的進行沖洗、清創和骨鑽孔，這類手術在多數國際相關學會針對「退化性」膝關節炎的治療指引中，已被明確列為缺乏積極療效，甚至不推薦執行的手術。

「關節鏡軟骨再生促進手術」是我們在多年研究和對病因瞭解的基礎上，發展出的創新手術理念和方法：根據每個膝關節的具體病情，我們會量身打造執行以下不同單一手術的組合，包括：關節鏡內側放鬆術（Arthroscopic Medial Release）、關節鏡外側放鬆術（Arthroscopic Lateral Release）、關節鏡半月軟骨部分切除術（Arthroscopic Partial Meniscectomy）、關節鏡關節囊清除術（Arthroscopic Synovectomy）、關節鏡游離骨移除術（Arthroscopic Loose Body Removal）以及關節鏡軟骨整形術（Arthroscopic Chondroplasty）。我們的終極目標是清除所有異常摩擦和發炎組織，調整關節腔內各部位的壓力，為軟骨提供最佳的代謝環境，從而促進其自然修復過程。

Q 所有骨科醫師都有能力執行「關節鏡軟骨再生促進手術」（ACRFP）嗎？

A 能成功執行「關節鏡軟骨再生促進手術」的骨科醫師需具備三個條件：

一、必須有執行關節鏡手術的能力。鑒於骨科學科的細分，只有少數（約十%）接受過運動醫學次專科訓練的骨科醫師具備此能力。特別是，在因「退化」導致空間變窄的關節腔中執行手術，更需要高超和熟練的技巧。

二、最好能夠實地觀摩並學習手術技巧，且需累積三至五年的經驗。僅憑理論學習無法完全掌握這項技術的精髓。

三、充分理解並認同「膝關節健康促進方案」的新觀念，以便指導和領導醫療團隊，採用一致的理念照顧病人。這是最重要但也最困難的部分，就像要求一位虔誠的教徒改變信仰一樣。對於那些已經完成骨科專科訓練的醫師來說，越是資深的醫師越難做到這一點。

Q 如果醫師建議使用關節鏡治療我的「退化性」膝關節炎，應如何判斷他是否具有執行「關節鏡軟骨再生促進手術」的能力呢？

A 透過瞭解「膝關節健康促進方案」，聆聽醫師的解說，並提出幾個相關問題，就能輕易判斷。例如：什麼是「內側摩擦症候群」？手術如何進行？需要進行哪些處理？關節鏡手術的效果如何？軟骨能否自我修復？術後如何進行保健？……透過這些問題，馬上就能辨別這位醫師是否熟悉「膝關節健康促進方案」。接著，可以進一步詢問：需要接受這類手術的病患有多少？該醫師每年大概進行幾例此類手術？成功率如何？（本中心授與專業研習課程的認證標準為：執行過至少一百例手術的經驗，且追蹤超過一年後，有超過八十%的病人表示滿意）

Q 如果已經進行過人工膝關節置換手術，但術後膝關節疼痛及活動困難的情況仍無法獲得改善，可以再接受「膝關節健康促進方案」治療嗎？

A 全膝關節置換術後疼痛的發生率高達三十％至四十％，其中嚴重至極度疼痛的比例也達到十五％。許多醫師面對這種情況時往往感到無奈，因為疼痛的原因不明。根據我們的經驗，這些疼痛和不適感很大一部分是源於常被忽略的「內側摩擦症候群」或是疤痕組織造成的。這些問題可以透過關節鏡檢查得到診斷並清除，從而緩解部分症狀。

新發現帶來新希望

備忘錄

新發現帶來新希望

備忘錄

CARE 086

自己的膝蓋自己救：退化性膝關節炎的真相【暢銷增訂版】

作者—呂紹睿
主編暨企劃—葉蘭芳
封面設計—FE設計葉馥儀
內頁設計—張靜怡
內頁插畫—Littse

董事長—趙政岷
出版者—時報文化出版企業股份有限公司
一〇八〇一九臺北市和平西路三段二四〇號三樓
發行專線—（〇二）二三〇六—六八四二
讀者服務專線—〇八〇〇—二三一—七〇五
（〇二）二三〇四—七一〇三
讀者服務傳真—（〇二）二三〇四—六八五八
郵撥—一九三四四七二四時報文化出版公司
信箱—一〇八九九臺北華江橋郵局第九九信箱

時報悅讀網—http://www.readingtimes.com.tw
法律顧問—理律法律事務所　陳長文律師、李念祖律師
印刷—勁達印刷有限公司
二版一刷—二〇二四年五月十日
二版七刷—二〇二四年八月二十九日
定價—新臺幣三六〇元
（缺頁或破損的書，請寄回更換）

時報文化出版公司成立於一九七五年，
一九九九年股票上櫃公開發行，二〇〇八年脫離中時集團非屬旺中，
以「尊重智慧與創意的文化事業」為信念。

自己的膝蓋自己救：退化性膝關節炎的真相【暢銷增訂版】／呂紹睿著. -- 二版. -- 臺北市：時報文化出版企業股份有限公司, 2024.05
224面；14.8×21公分. --（CARE；086）
ISBN 978-626-396-131-9（平裝）

1. CST：膝　2. CST：退化性膝關節炎

416.618　　113004459

ISBN 978-626-396-131-9
Printed in Taiwan